膳食模式研究丛书

成长中不可承受之重

王秀丽　著

中国农业出版社

北　京

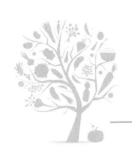

时代转型与健康观念改变

当代社会对于身材匀称的重视并非单纯来自对美的追求，而是由于对"肥胖"的健康认定的改变。

在中国，20世纪八九十年代之前，"胖人有种优越感，在社会上还是比瘦人吃得开"。当时甚至有人因为身形消瘦而遭遇"嫌弃"，在就业市场上处于不利地位，在婚配中也不被看好。身材的胖瘦，在一般人看来，不仅是身体的宽窄，更是身份地位和财富的象征。胖是富贵相，是福人天相。在传统观念中，有钱的富翁绅士、成功的商人都是气色红润、大腹便便，富得流油，仿佛身上的脂肪都是钱财的象征，是腰缠万贯。消瘦则被认为是吃不饱的结果，因而在人们的潜意识中是与能力低、生活拮据相联系。在传统非现代化社会，体力是主要生产力，工作生计对体力的要求较高，"一阵风能吹倒"的身材被质疑"做不了什么事情"，身材消瘦就等同于劳动力弱、没有能力，还有"十个瘦子九个贫"的说法。"打肿脸充胖子"就生动形象地说明了那个时期人们对胖的崇尚与追求。胖不仅与能力和财富的想象相联系，也与健康相关。那个年代普遍认为胖人比瘦人更加健康。瘦经常与病弱的形象相关，"面黄肌瘦""骨瘦如柴"都是病态，是要被治愈和改善的。除此之外，胖还具有心理上的优势，被认为和善、乐观。瘦则被认为不仅体力不胜，为人处世也是多事多疑多虑，还有"两腮无肉不可交"的古训。

这种以胖为能力强、富有、尊贵和健康的观念，直到20世纪后期才逐渐有所转变。社会上对胖瘦的评价出现了不同的声音，开始宣传"瘦"的好处，从健康的角度传递肥胖者带来的疾病负担。一些研究提出了"瘦人好处多""瘦人比胖人长寿"等论据，列数肥胖带来的身体疾病，包括血脂血压异常、心脏方面的疾病、2型糖尿病等，以及对身体器官的压力影响，"有钱难买老来瘦"重新被提及。同期，胖子也被解读为懒和不自律。曾经形容一个人富态美好的褒义词"珠圆玉润"，也被许多女性避而不敢当。胖人具有开朗乐观特征的观念也受到了挑战，肥胖代表福气的形象已悄然转变。

经济基础决定上层建筑。审美观念的转变源自社会的发展转型。在食物短缺、营养匮乏的时期，人们的生活普遍是追求吃饱穿暖、满足最基础的生理需求，肥胖代表着有能力过上富裕的生活。在20世纪70年代末改革开放以来，我国经济社会快速发展，人们的工资水平日渐增加，社会物质极大丰富。收入的大幅增长，带来生活水平的改善，大大提升物质生活，人们消费的食物和每日摄取的能量也随之增加。与此同时，产业结构转型，现代化与城市化发展，工作生活需要的体力劳动减少，消耗的热量也随之减少。整体来看，我国居民的食物营养摄取、消耗从低营养摄取、高能量消耗的"低取高予"模式很快过渡到高营养摄取、低能量消耗的"高取低予"模式。按照"摄取大于消耗则胖，反之则瘦"的原理，整个社会也从多瘦子的"贫困社会"转向了身体质量指数（BMI）飞涨的"富裕社会"。

在富裕社会中，肥胖迅速蔓延为一个全民性问题，它不仅危

害个人健康，也会带来严重的社会影响。英国首席医疗官早在
2002 年就提出，肥胖是"健康的定时炸弹"，对全民健康有极高
的危险，会带来极高的医疗服务成本并对经济带来"灾难性"损
失。在建设健康中国的新时期，营养被视为饮食的核心理念，曾
经以满足口腹之欲的"食"生活追求，正在向健康科学需求
转型。

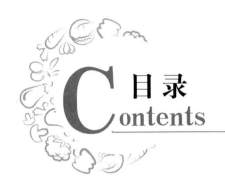

目录
Contents

时代转型与健康观念改变

第一章 超重正流行——儿童青少年体态现状录

一、未来是胖的

早在 20 世纪 40 年代末期，一些国际医疗组织就开始关注超重和肥胖在各国的发生率，并对超重和肥胖的健康风险进行研究。20 世纪 80 年代早期，相继出现一些国家层面的官方报告，以及部分食品企业与消费者就应对肥胖做出的回应。但是，超重和肥胖作为一种危害健康的疾病或者疾病前兆被正式确认是在 1998 年，是由世界卫生组织（WHO）的肥胖症任务小组做出的。目前，超重和肥胖作为慢性和非传染性疾病的主要致病因素，已成为一种共识。2000 年，世界卫生组织发出警示：全世界有 10 多亿人处于超重或肥胖状态，其中 3 亿多人肥胖，7.5 亿人超重。到 2003 年，这一数字再次被上涨的数据刷新——据国际肥胖症研究学会（IASO）统计，有 17 亿人体重超重或者肥胖。

从生物学视角来看，体重的增加和脂肪的堆积被看作是健康和繁荣的标志，因而，只有富人才能长脂肪，所以，在发展中国家，超重和肥胖在那些具有较高社会经济地位的群体中比较流行。然而以发展的视角来看，在一些富裕国家，超重和肥胖与较低的社会经济地位相关，特别是在女性和农村群体中较为流行；这与人们的健康认知水平和医学的发展有很大的关系。

在中国，超重和肥胖人口日趋增长已是不争的事实。伴随着持续高速的经济增长，我国人民在生活领域也经历了营养转型的过程，从缺少营养、体力活动为主转变为高热量膳食为主、体力活动减少的生活方式。生活方式的转变对公众健康产生了不可忽视的影响，有研究指出，2013 年，我国有 27 个省份死亡的第一大病因是心脑血管疾病。肥胖作为心脑血管疾病的主要致病因素及外显信号，在过去几十年呈明显的普及化过程。非传染性疾病风险控制协作组织对全球 200 个国家肥胖趋势的分析显示，1975—2014 年，中国肥胖男性人口增加了 62 倍，肥胖女性人口增加了 27 倍，成为全球肥胖人数最多的国家。各种统计测量数据均显示，中国人的体态正向富态快速迈进。《中国居民营养与慢性病现状报告（2020）》显示，中国成年居民超重肥胖率超过 50％，其中超重率 34.3％，肥胖率 16.4％；6～17 岁的儿童和青少年超重肥胖率接近 20％，超重率与肥胖率分别为 11.1％ 与 7.9％，儿童超重肥胖率增长显著，不到 20 年间，肥胖率增长了 276％，超重率增长了 147％（图 1-1）。而儿童时期的肥胖对健康的影响往往会持续到成年期，因此加强对儿童超重和肥胖的研究与防控对于促进健康中国的实现具有重要意义。

业已证明，超重和肥胖是引发高血压、糖尿病、心脑血管疾病、癌症等许多慢性病与退化性疾病的重要危险因素，对居民的身心健康、体能及生活质量也造成严重不良影响。这暗示半数以上的中国人将有健康风险。更糟糕的是，我们正带领着下一代走

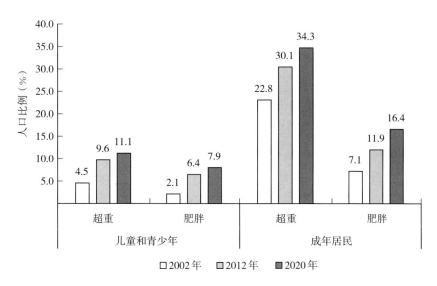

图 1-1 2002—2012—2020 年我国超重、肥胖人口比例变化

上年纪轻轻就失去健康的歧途。

中央教育科学研究所从 1985 年开始，对全国青少年的体质健康进行了调查，并在此基础上撰写了《我国青少年体质健康发展报告》，报告指出，中国青少年体质健康"连续 26 年下滑，这个势头尚未停止"。2008 年，学生不同营养状况检出率营养不良占 8.58%；低体重占 42.21%，标准体重占 37.01%，超重占 4.55%，肥胖占 7.66%。2010 年统计显示，低体重男女生分别占 38.88% 和 35.89%，表明低体重现象继续存在；超重和肥胖分别增加到 5.05% 和 9.41%，表明由营养过剩导致的肥胖和超重情况继续恶化。2014 年，"首届中国青少年体质健康论坛"上，全国青少年体质健康调查报告出示了一组数据，表明学生肥胖率迅速增加，四分之一的城市男生是"胖墩"。

综合以上数据与报告显示，中国儿童青少年群体营养状况呈现典型的"双峰现象"，即超重和肥胖问题十分突出，营养不良和低体重现象仍有存在。

在超重和肥胖问题这边，又呈现出两个特征。第一是发展速度快。2002 年，我国超重和肥胖儿童占比 6.6%，2012 年占比达到 16%，2020 年上升至 19%，不到 20 年时间，翻了近 2 倍。第二是体量大。以 2019 年末统计人口计算，6～17 岁儿童人口占比 16.2%，超重肥胖率 19%，折合约有 4 500 多万儿童体重超标，也就是说 5 个孩子中就有一个是"小胖墩"。从城乡、性别分布来看，体重超标在城市高于农村，男性高于女性。分年龄阶段来看，6 岁以下儿童超重肥胖率为 10.4%。6～17 岁近 20%，18 岁及以上超过了一半，达到 50.7%。这些数据似乎告诉我们，随着社会发展，超重和肥胖儿童占比越来越大；随着年龄的增长，超重和肥胖人口越来越多，整个社会呈现出"未来是胖的"的态势。

二、超重和肥胖的测量与界定方法

超重和肥胖人数的变化，一方面来自对新的发展情况的统计，另一方面也有重新界定超重和肥胖标准的贡献。

伴随着经济的迅速发展和人们生活水平的提高，以及生活节奏加快和精神压力增大，肥胖发病率急剧升高，肥胖正成为全球范围的流行病。由于超重和肥胖人群占有很大的比例，因肥胖而引起的健康问题也越来越引起人们的关注。对超重和肥胖的客观判断与评价方法成为一项摆在科学家面前的议题。

超重和肥胖都是指超出了通常认为的正常体重范围。通常情况下，人的身高与体重是成正比的，身高越高，体重也随之越重。因此，超重和肥胖不是指绝对的体重，而是相对于去脂体重而言的。传统上，评价儿童超重和肥胖的经典方法是水下称重法，其原理是根据测量人体的密度计算脂肪总量，后来发展出双能 X 线吸收测量法、生物电阻抗法。另外，早已被临床广泛应用的计算机断层扫描（CT）和核磁共振，也用于身体成分的测量和肥胖的诊断。但这些方法由于其所需设备昂贵、操作烦琐，有一些方法（如双能X线吸收测量法和CT等）还涉及放射性问题，也不安全，因此不适合人群筛查和大规模的流行病学检查。

19世纪中期，比利时的凯特勒率先提出了BMI，即"身体质量指数"，是依据个人的身高体重进行计算而来的，后来又几经修改，由于其操作方便，需要的数据易得，计算简单，大大提升了其可行性，成为国际学术界公认并在世界范围内广泛使用的一种判定人体超重和肥胖的工具。BMI的具体计算公式为：

$$BMI（身体质量指数）＝体重（千克）÷身高（米）^2$$

BMI作为衡量人们的营养状况、筛查肥胖和超重的指标，具有以下特征：第一，BMI计算所需要的指标较少，只需身高和体重两项，而这两项是临床、保健单位的常规体检指标，能准确测定；筛查出的超重、肥胖在基层能得到正确解释。第二，BMI和身高、体重的社会公认度都比较高，病例、保险单、保健卡上随时能查到，人们对这些指标通常很熟悉，能脱口而出，有助于提高大家防治肥胖的自我保健意识。第三，经过长期广泛应用，BMI已经被证明在身高体重幂指数中分布最为规律，能较明确反映体脂状况，符合筛查标准的基本条件。

20世纪70年代初，BMI开始用于成人肥胖防治，世界卫生组织将BMI≥25定为成人超重，BMI≥30定为成人肥胖，并将不同程度的体脂水平与可能引发疾病的风险相关联。由于各地人种遗传、环境条件与社会文化不同，各地区在研究的基础上，根据世界卫生组织定下的标准，制定了本地区BMI各临界值的标准（表1-1）。加之不同发展阶段对健康的评判有不同的标准，因而，各地所使用的BMI标准也是随着时代的发展变迁而不断修正的。

表 1-1　WHO 与亚洲成人 BMI 标准及相关疾病危险

分类	BMI（WHO）	BMI（亚洲）	相关疾病危险性
体重过低	≤18.5	≤18.5	低（但其他疾病危险性增加）
正常范围	18.5~24.9	18.5~22.9	平均水平
超重	≥25	≥23	
肥胖前期	25~29.9	23~24.9	增加
Ⅰ度肥胖	30~34.9	25~29.9	中度增加
Ⅱ度肥胖	35~39.9	≥40	严重增加
Ⅲ度肥胖	≥40		极为严重增加

　　2003 年，国际生命科学学会中国办事处中国肥胖问题工作组汇集全国 7 万余人的资料，分析和探讨中国人 BMI 曲线与疾病和死亡的相关关系，推荐使用 BMI≥24 与 BMI≥28 分别作为中国成人超重和肥胖的诊断标准。但 BMI 在儿童肥胖筛查中的作用一开始并未受到重视，原因是人们尚未意识到儿童肥胖的严重后果。一般认为，儿童处于生长发育期，短暂的肥胖是为后期的生长积蓄能量，抱着"树大自然直"的传统观念，忽视儿童肥胖对未来的影响。直到大量的研究揭示出儿童肥胖对成人后肥胖，以及心脏病发病率、心脑血管疾病患病率、2 型糖尿病等慢性病与退化性疾病发病率的高度相关后，学术界与公共卫生界才开始重视儿童肥胖的问题。1995 年，日内瓦儿童肥胖专家论证会确认 BMI 可反映儿童体脂程度并成为肥胖率的估计参数。后一系列的研究均显示 BMI 能较好地反映儿童青少年的体脂百分比，所以能够较为客观地筛查和评价儿童青少年的超重和肥胖。

　　但是，儿童 BMI 超重、肥胖临界点的制定与成年人 BMI 超重、肥胖临界点的制定不同，因为成年人的身高处于一个相对稳定的状态，所以成年人 BMI 超重、肥胖的临界值可以用两个点来界定。儿童和青少年正值生长发育阶段，其临界点不能像成年人那样由两个点来界定。儿童和青少年处在生长发育阶段，而生长发育是一个既有连续性又有阶段性的过程，因此评估儿童青少年超重和肥胖的 BMI 临界值应随着年龄增长而有所变化。研究显示，18 岁前 BMI 总体处于持续增长态势，尤其在青春发育期大幅度增长，而且由于学龄前儿童和青少年营养、环境条件，甚至是遗传、种族及性别的不同，以及生长时代的不同，其身体质量状况也有差异，因此不能使用同一个 BMI 标准。

很多国家及地区每年都会对当地的儿童身高和体重进行统计，根据 BMI 计算公式，将身高与体重数据转化为 BMI 值，从而再统计出当地儿童的 BMI 值分布。根据这个分布，地方政府可以推算出当地儿童的过重及过轻指标。一般来说，都会采用统计出来的平均 BMI 值及其标准差值，再计算出其常态分布的最高 5％及最低 5％作为过重及过轻指标。另外，BMI 值位于常态分布的 85％～95％区段的儿童，均被视为有超重的危机。

我国目前通用的儿童青少年 BMI 标准，是分年龄段、分性别来界定的。表 1 - 2 是 10～17 岁中国儿童青少年的 BMI 标准。

表 1 - 2 中国 10～17 岁儿童青少年营养状况的 BMI 标准

| 年龄 | 男 生 | | | | 女 生 | | | |
（岁）	消瘦	正常	超重	肥胖	消瘦	正常	超重	肥胖
10	≤14.4	14.5～19.5	19.6～22.4	≥22.5	≤14.0	14.1～19.9	20.0～22.0	≥22.1
11	≤14.9	15.0～20.2	20.3～23.5	≥23.6	≤14.3	14.4～21.0	21.1～23.2	≥23.3
12	≤15.4	15.5～20.9	21.0～24.6	≥24.7	≤14.7	14.8～21.8	21.9～24.4	≥24.5
13	≤15.9	16.0～21.8	21.9～25.6	≥25.7	≤15.3	15.4～22.5	22.6～25.5	≥25.6
14	≤16.4	16.5～22.5	22.6～26.3	≥26.4	≤16.0	16.1～22.9	23.0～26.2	≥26.3
15	≤16.9	17.0～23.0	23.1～26.8	≥26.9	≤16.6	16.7～23.3	23.4～26.8	≥26.9
16	≤17.3	17.4～23.4	23.5～27.3	≥27.4	≤17.0	17.1～23.6	23.7～27.3	≥27.4
17	≤17.7	17.8～23.7	23.8～27.7	≥27.8	≤17.2	17.3～23.7	23.8～27.6	≥27.7

此外，身体标准体重法、皮脂厚度判定法、身高标准皮脂厚度和体重评价法、皮体贡数法（ISBH）等方法也常被用来判定身体的胖瘦情况。

①身体标准体重法由世界卫生组织于 1978 年推荐，是以身高为基准，运用体重评价肥胖的方法。其判定标准为：体重超过身高标准体重 20％～30％为轻度肥胖，超过 30％～50％为中度肥胖，超过 50％为重度肥胖。

②皮脂厚度判定法是采用皮脂厚度估计皮下脂肪的含量，从而判断人体的胖瘦情况。皮脂就是贮存于皮下的脂肪组织，人体的脂肪大约有三分之二贮存在皮下组织，因此通过测量皮下脂肪的厚度，可以了解皮下脂肪的含量，判断人体的胖瘦情况。皮脂厚度的测定一般选择三个部位：上臂部，即位于左上臂肩峰至桡骨头连线之中点的肱三头肌肌腹部位；背部，即左肩胛角下方；腹部，即右腹部脐旁 1 厘米处。此外，有时还要测量颈部、胸部、大腿前后侧和小腿腓肠肌部位。用皮脂计所测的皮下脂肪厚度是皮肤和皮下脂肪组织双倍的和。其计算公式为：

身体脂肪含量＝(4.57/身体密度－4.142)×100％

身体脂肪重量＝体重（千克）×身体脂肪含量（％）

净体重（去脂体重）＝体重（千克）－身体脂肪重量（千克）

我国主要参考日本厚生省国民营养调查资料对日本儿童和成人胖瘦程度的评定标准作为皮下脂肪厚度的判定标准。7～12 岁儿童判定标准为：男童超过 20％、女童超过 25％为肥胖。

③身高标准皮脂厚度和体重评价法则是以身高为基准，用皮脂厚度和体重两项指标评价肥胖，适用于中小学生肥胖的判定。凡超过体重的皮脂厚度界值为超重，超过身高的界值为疑似肥胖，两项同时超过界值判定为肥胖。这种评价方法与 WHO 推荐使用

的身高标准法体重法相衔接，便于内外比较，而且增加了皮脂厚度指标，对判定超重和肥胖的程度更为确切。

④皮体贡数法（ISBH）综合了 BMI 和皮脂厚度两种方法的优点，判定符合率最高，应当作为判定儿童和青少年肥胖的首选方法。其判定方法为：皮体贡数＝［皮脂（上臂＋背部）厚度（毫米）/身高（米）^{2}］×0.67＋［体重（千克）/身高（米）^{2}］×0.33，用95百分位数确定正常值范围。其判定标准为：男性＞14.5、女性＞18.5为肥胖。在判定肥胖时应注意不能单凭体重来判定，因为体重超过标准体重并不都是肥胖，还可能是由于瘦体重较大，肌肉发达所致。孟昭恒曾分析得出体重对肥胖的贡献率为33.2%，皮下脂肪厚度为66.8%，说明用皮脂厚度判定肥胖比较可靠。儿童和青少年正处于生长发育之中，同年龄的儿童身高可相差15厘米左右，相同重量或皮脂厚度的儿童，身材矮的判为超重或肥胖，身材高的判为正常（匀称），因此用皮脂厚度指标判定时以年龄来划分不如以身高更为适用。单项指标简单直观，但有其局限性，不全面。在用多项指标进行综合判定时，以身高、皮脂厚度和体重为评价标准符合率较高，占73.5%，明显优于皮脂厚度判定法和身高标准体重法等。

此外，我国的研究人员参照《黄帝内经》中提到的膏人、脂人和肉人的概念，分析流行病调查的数据，制定了三种人群的分类标准，即：腰围＞110.0厘米、腰臀比＞1.0、腰围身高比＞0.6、上臂围腰围比＜44.0、腰围大腿围比＞2.0和腰围小腿围比＞3.0为膏人；手长身高比＜12.7、手宽手长比＞52.5、肩宽臀宽比＜1.4的为脂人；手长身高比＞12.7、手宽手长比＜52.5、肩宽臀宽比＞1.4可判断为肉人。这些数据同样可作为研究中国人超重和肥胖的参考。

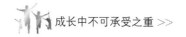

三、客观 BMI 与主观体态评价

体态胖瘦，成为判断和预测健康风险的预警机制。BMI 是简单有效的体态判断方式。按照中国儿童营养状况的 BMI 标准，对1 202 名北京市初中生的身体质量指数进行计算，结果显示，有9.6% 的初中生 BMI 值低于其年龄阶段的正常值，27.4% 的初中生的 BMI 值超过正常值，超重和肥胖的分别为 14% 与 13.4%，合计有 37% 的学生体质指数不在正常范围内。这一占比高于《中国居民营养与慢病状况报告（2020）》中的数据：6～17 岁的儿童青少年超重肥胖率接近 20%，超重率与肥胖率分别为 11.1%与 7.9%。分性别、分地区对北京市初中生的客观体态分布进行单因素 ANOVN 检验，显示无论是性别还是城乡，在客观体态分布上均不存在 0.05 水平上的显著差异。这说明北京市初中学生的体态情况不因男女性别和城乡差异而有统计学意义上的差别。

通过自我报告，了解初中学生的主观体态评价，显示有12.4% 的初中生认为自己体态属于消瘦状态，认为自己超重和肥胖的分别为 28.2% 与 6.5%（表 1－3）。单因素 ANOVN 检验显示，主观体态评价中，地区差异不显著，但性别具有显著性差异（表 1－4）。

表 1－3　北京市初中学生客观体态与主观体态分布

	客观体态占比（%）	主观体态占比（%）
消瘦	9.6	12.4
正常	63.0	52.9
超重	14.0	28.2
肥胖	13.4	6.5

表 1-4　北京市初中学生主观体态评价 ANOVN 检验

		平方和	df	平均值平方	F	显著性
性别	群组之间	4.843	1	4.843	8.355	0.004
	在群组内	695.560	1 200	0.580		
	总计	700.403	1 201			
地区	群组之间	1.388	1	1.388	2.382	0.123
	在群组内	699.015	1 200	0.583		
	总计	700.403	1 201			

进一步分析可以看出，总体上，男女生对自己体态的评价都与客观体态存在一些偏差（图 1-2）。男女生均过高估计了消瘦和超重，而低估了肥胖。女生的主观消瘦估计高出客观水平 3.3 个百分点，男生高出 2.5 个百分点。超重档上，女生的估计高出实际 20 个百分点，男生的估计高出不足 10 个百分点。在肥胖档上，男女生均存在低估，女生的主观估计低于客观状态 3.9 个百分点，男生的主观估计低于客观状态 9.1 个百分点。

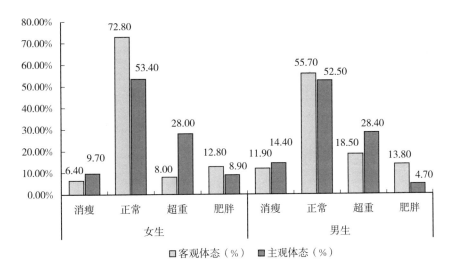

图 1-2　北京市初中学生客观体态与主观体态评价比较

不过，主观体态评价方面，男生与女生之间还存在一些明显的差异，数据显示，男生更倾向乐观，而女生则显得比较悲观。女生对自己是否体重过轻的评价与客观体态的出入，比男生的评价与实际体态的出入高出 0.8%；对正常体态的估计出入，女生则比男生高了 5 倍多；超重档上，女生的主观评价与客观状态的出入，比男生高出 1 倍多；肥胖档上，女生的主观评价与客观状态的出入，低出男生 5.2%。由此可见，女生仅对肥胖体态的主观评价出入低于男生，而对于消瘦、正常与超重体态的主观估计出入则高于男生，且均趋向负面评价，处于一种对体态的极度焦虑之中。

四、体态焦虑的背后

通过北京市初中学生的客观体态与主观体态报告的对比可以看出，北京市初中学生存在一定程度的体态焦虑，同时也存在着对肥胖的感受不足或者回避态度。具体表现为对正常体态的主观感受较客观程度低，而对于消瘦、超重等非正常体态的主观感受高于客观情况，即对正常体质体态的感受阈限较窄，把客观上的正常体质体态主观归类为消瘦或者超重，但对于客观上的肥胖体态则主观归类于其他。本研究将这种体态认知称为体态焦虑，体态焦虑在女生中的表现尤甚。这一点，我们在对学生的调研交流过程中处处皆有感受。

初中学生体态焦虑的形成，很大程度上是受社会资讯影响的结果。当今社会中，人们暴露在一个充满减肥讯息的社会里，只要他们愿意搜寻、留意，不论网络媒体，还是电视节目，都有大量的资讯可以获得。甚至电梯里、公交车上都有相关的信息指导人们如何减肥、瘦身与塑形，所有的资讯都在暗示你减肥的重要性。

的确，减肥是当今社会上的一个热门词汇。减肥的盛行，一方面受社会上"瘦即是美"的体态审美观的影响。就追求身材来说，在人口比例上通常是女性多于男性，这主要是源于社会对女性身材与男性身材要求不一致。社会通常期待男性身材高大强壮，女性则应娇柔苗条。其实，对女性的身材审美，中国传统讲究秾纤得衷、修短合度，并不崇尚过于纤细的身材，因为身材过于纤细不利于生育。同时，在中国农耕社会，特别是妇女解放后，撑起半边天的女性需同男性一道参加劳动，纤瘦的身材被看作劳动力不强的、不被社会推崇的女性身材。随着社会的发展，特别是技术的进步，人们生产生活中的重体力活大部分已被机器代替，女性"身板"的审美逐渐淡化，随着西方审美观念的传入，对女性的身材标准走向了无止境的瘦，"A4 腰""反手摸肚脐""0 码衣服""没有最瘦，只有更瘦"的身材成为文明、时尚甚至是自律的象征。

由此可见，减肥意识的兴起，一开始固然是受到"以瘦为美"的身材审美观的影响，但此观念在传播媒体与社会资讯的强化下，逐渐成为单一的审美标准。从青少年到中老年，几乎所有人的身材标准都只剩下"瘦"。不符合主流的身材，在单一审美观的世界里备受评论，还可能因体型而遭遇排挤、嘲笑。

另外，大众减肥的身材焦虑也受到"肥胖不是福"的现代医学健康观念的推波助澜。原本被视为健康、有能力、富裕、有福气的肥胖身材形象，在大量现代医学和营养学的宣传报道下被扭转，大众了解到肥胖对健康的潜在风险，形成了"肥胖不是福是祸"的健康观念。中国居民营养与慢性病发展相关报告中指出，近年来，我国居民体重快速上涨，大步进入肥胖行列。肥胖的形成，有经济与社会发展的因素，随着经济社会发展，社会财富增加，食物营养日益丰富多样，一方面人们的饮食营养与热量大幅提升，另一方面，随着产业结构转变、技术的发展，劳动所需的热量逐渐减少，在一增一减的推拉下，肥胖人口逐渐增加。学术研究与资讯传媒上诸多报道都在向人们传递，肥胖可能会影响寿命，且与正常体型的人相比，肥胖者的患病率更高的观念。就高血压、心脏病、糖尿病来说，肥胖者是高风险群体。而且有研究指出：肥胖具有传递性，即儿童青少年时期的肥胖较大概率会导致成年期的肥胖。广大专家学者纷纷呼吁，为了健康必须控制自己的体重，同时也要关注儿童青少年的肥胖。

追求瘦成为一种风潮，除了个人自发性的行动之外，更多的是一种模仿与跟随。随着减肥群体的逐渐扩大，人群类型也逐渐被动员起来而多元化，由最初的演艺人员，发展到后来高级白领的加入。青少年处于价值观确立与自我认同发展的特殊时期，很容易受到喜爱或崇拜偶像的影响，并模仿他们的言行，接纳其价值观念。以瘦为美的审美观念在传播中进一步强化，不少青少年在崇拜偶像的模仿行为下尝试减肥。另外，参与减肥风潮的群众越来越多，减肥波及的人群年龄逐渐下降。现代医学健康观念的推波助澜，使得减肥发展为全民风潮，最初减肥意识在健康方面的推广以中老年人为主，但在肥胖的健康风险观念进一步深入传播后，减肥意识的推广则面向全社会，就连正处于生长发育中的初中学生也概莫能外，儿童青少年的肥胖问题已成为政府关切的对象。与此同时，胖瘦的标准也由原来的个人主观感受转变为可测量可评估的数据。早期人们对于胖瘦是以个人主观感受为主，对于胖瘦的标准，较缺乏身高体重比例的概念，直到 BMI 等一系列标准体重计算方法传入并本土化后，才有了测量胖瘦的依据。不过，受"瘦即是美"的身材审美观念的影响，大部分人的胖瘦标准并未遵从所谓的"标准"体重，即使是标准体重的身材，仍被认为太胖，攀升的标准再度回归个人的主观感受。但对于真正的肥胖，却囿于受嘲笑、歧视等而视而不见或不愿正视。

由此可见，初中学生体态焦虑的背后，是以瘦为美的社会单一审美意识与"肥胖是祸不是福"的现代医学健康观念的暗合。

第二章　内嵌的因素——经济资本抑或文化资本

现有研究中，肥胖的影响因素既包括先天禀赋，如基因，也包括各类健康风险行为，如高脂膳食、饮酒、缺乏运动、睡眠不足等。在上述先天及行为性的影响因素之外，社会经济地位受到研究者的特别关注。自凡勃伦提出骑士时代女性的苗条身材是其地位的象征以来，大量研究聚焦于探析社会经济地位与肥胖的关系。相关研究成果既揭示了一些普遍模式，又提出了新的挑战。整体而言，学者们发现，在众多社会中，社会经济地位与肥胖之间存在显著的负相关。但这种相关存在异质性：在发达国家或就女性而言，负相关更加显著；而在发展中国家或就男性而言，社会经济地位与肥胖之间没有显著关系，甚至呈现正相关。这一点可以部分说明上章所述北京市初中学生的主观体态评价与客观BMI之间的差异在男女生之间的表现。

事实上，尽管超重和肥胖作为一种全球性的公共卫生威胁很早就被学界界定为一种引发代谢性疾病的风险因素。然而，使超重和肥胖相比其他健康后果更具社会关联性的特征主要表现在以下几个方面：第一是高度的社会嵌入性。无论是社会对体型的规范以及由此导致的身材筛选，还是社会因素影响超重和肥胖的众多路径，或者是由超重和肥胖带来的社会心理后果，以及社会背景均是造成超重和肥胖在男女生之间的差异的主要土壤。第二是在对待超重和肥胖上，男女性别之间存在着显著的差异。性别规范作为外在于一般生理过程的因素，对超重和肥胖的认识、形成及其后果有着不可忽视的影响。第三是慢性的负面后果。极端的肥胖会给生活带来明显的不便，而一般的超重及肥胖不像疼痛或者器官功能受阻那样引起人们的警觉，意味着肥胖更可能受到社会及价值观等因素的影响。因此，超重和肥胖是众多疾病中对社会经济条件较为敏感的健康后果之一。

关于代表经济资本的社会经济地位（SES）和超重、肥胖关系的研究在国外已经是一个成熟的话题。早在 1965 年，就有研究通过对 1 600 余名受访者的数据分析，发现个人的社会经济地位与超重和肥胖之间存在显著的负相关，即社会经济地位越高，超重肥胖率越低，反之，社会经济地位越低的个体，成长为超重或肥胖身体的可能性越大（图 2-1）。之后的研究更为全面地勾勒出了超重、肥胖与社会经济地位的相关性在不同发展阶段以及不同性别之间的差异。虽然不同社会对于超重、肥胖和苗条表现出了较为一致的价值观，健康行为及社会流动等社会事实构成了连接社会经济地位与超重、肥胖的可能机制：多数研究验证了相比于低 SES 的群体，高 SES 群体肥胖的可能性更低。但女性群体中超重和肥胖与其所处的社会经济地位呈现的负相关比在男性群体中更加显著；发达国家中，超重和肥胖与社会经济地位之间的关系亦是如此。然而，对发展中国家的研究，却发现了另外一种趋势，社会经济地位越高的人群，肥胖的可能性越高。随着国家经济水平的提升，社会经济地位与肥胖的正相关会转为负相关。这也反映了我国从"富态"到"健美"的身材审美的价值观变迁的路径。之前的研究认为，贫穷国家中的食物匮乏，生存本能使人们在面临食物匮乏的挑战时设法进食更多热量、积蓄脂肪，整个社会因此以超重和肥胖作为社会声望和具有吸引力的象征，也即超重和肥胖是富态，是身份高贵和有能力的外显特征，因而在经济水平发展欠发达的地区，呈现出与高度发达社会相反的趋势，高的社会经济地位反而会增加超重和肥胖的风险。

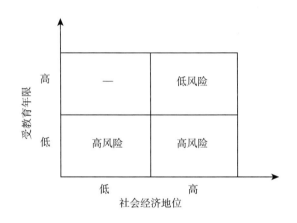

图 2-1　社会经济地位、受教育年限与超重和肥胖风险之间的关系

　　身处快速发展的社会经济转型期，特别是转型期成长的儿童青少年一代，其家庭社会经济地位与超重和肥胖的关系也受到了关注。尽管大多数研究仍局限于地方性样本，或者着眼于对横截面关系的探索，但仍对社会经济地位与肥胖的相关关系得出了一些结论，验证了基于其他社会的发现，即个人的社会经济地位越高，肥胖及超重的可能性越低。但若是控制其父母的受教育年限，即家庭的文化资本，其相关性关系便会呈现出另一种图像：高社会经济地位家庭中的孩子，其父母高受教育年限越长，其超重和肥胖风险越较低；而父母受教育年限较短的儿童青少年中，更高的社会经济反而可能意味着更高的超重和肥胖可能性，这体现了转型社会的特色。

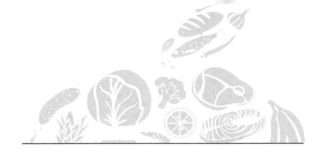

第三章　超重如超载——超重和肥胖的风险

也许你曾看过一些可怕的统计数字，知道我国居民正面临的肥胖问题。或许你只是单纯地发现，在人群中，大腹便便的人愈来愈多。也或许你曾在教室、游乐场或幼儿园注意到，许多孩子深受体重超重之苦，跑不了几米就气喘如牛。翻开微信抖音，打开广播电视，甚至走进大街上跑的公交车、道路两旁的建筑物，都可以看到人们面临体重的问题。

确实，现在人们很难不注意到"世界越来越胖"，事实上，每2个人里，就有1个人超重。世界卫生组织已确认肥胖是一种疾病，并向全世界发出忠告"肥胖症将成为全球首要的健康问题"，并明确指出"肥胖同艾滋病、吸毒是当今三大社会问题"。肥胖症死亡率与癌症相当，因此也被人们比喻为"富态癌"。

说到体重问题这件事，最让人难过的大概是体重超重和肥胖的儿童人数越来越多了。中国近五分之一的儿童青少年（6～19岁）体重超标（超重或肥胖），有7.9%陷入肥胖的危机。

一、超重和肥胖的身体健康风险

儿童肥胖率的增长，是特别困扰健康专家的问题。因为这一趋势表明，国家未来将会面临严重的退化性疾病和慢性病问题。体重超重的年轻人，常需要面对各种健康问题，举例来说，他们的胆固醇浓度通常都较高，而这正是许多致命疾病的指标。此外，他们也较容易患上葡萄糖不耐症，因此糖尿病接踵而至。2型糖尿病原本是成年人的专利，但现在青少年的罹患比例却正急速蹿升。肥胖孩童患高血压的概率是正常孩童的9倍。并且每10个肥胖的孩子里，就有1个会发生睡眠呼吸中止，这种疾病将会导致神经认知系统的问题。最后，肥胖孩子的身上也不难发现各种骨骼问题。更糟的是，小时候胖，长大之后就可能成为肥胖的成人，这显著增加了他终生被这些健康问题所困扰的可能性。在肥胖症患者人数的快速增长面前，健康教育似乎软弱无力。

（一）超重和肥胖对肝肾的影响

肝脏是脂肪代谢的主要场所，而脂肪肝是肝脏脂肪代谢异常的一种疾病。有研究显示，超重和肥胖人群比正常体重者有显著升高的脂肪肝患病危险，超重和肥胖人群中75.43%的脂肪肝病例归因于超重或肥胖。脂类物质在肝脏内蓄积超过肝湿重的5%时就被称为脂肪肝，它的致病原因很多，其中肥胖是肝脂沉积最典型的代表，进一步会发展成脂肪性肝炎、脂肪性肝硬化……肥胖症易并发脂肪肝，不管是成人，还是儿童。有学者报告，肥胖儿童发生脂肪肝以10岁左右的男孩发病率较高。肥胖本身就是由于脂肪摄入增加及合成增加造成的，所以肥胖者的血浆中富含脂类物质。据有关统计资料显示，约有50%的肥胖症患者合并脂肪肝，特别是腹部肥胖的人发生脂肪肝的概率更大。脂肪肝患者大多无症状，常在肝脏 B 超和肝酶测定异常时才发现，肝活检可进一步确诊。饮食疗法对肝功能的改善有良好的效果。适当的体育锻炼、体重减轻，可使脂肪肝恢复正常。

超重和肥胖同样会引起肾功能的异常，随着 BMI 和腰围的增大，白蛋白尿的患病风险及患病率都在增加，尤其 BMI 是白蛋白尿显著的独立危险因素。肥胖者由于脂肪过量沉积，致肾小球、肾小管脂质沉积，造成肾小球肥大，影响肾功能，当然也包括已悉知的代谢综合征其他因素对肾脏的伤害。

（二）超重和肥胖对血脂代谢的影响

从血脂的不同类型分析，超重和肥胖患者患低密度脂蛋白血症的危险是体重正常者的 2.8 倍；患高三酰甘油血症的危险是体重正常的 2.9 倍；而患高胆固醇血症和混合型高脂血症的可能性与体重正常者差别不大。有证据表明，BMI≥24 者患高血压的危险性是体重正常者的 3～4 倍，患糖尿病的危险是体重正常者的 2～3 倍，具有 2 项及 2 项以上危险因素（血压高、血糖高、血清总胆固醇高、血清三酰甘油高和血清高密度脂蛋白胆固醇低等）的危险性是体重正常者的 3～4 倍。美国 Muscatine 研究中心的研究结果证明，肥胖儿童的体块反映数或皮脂厚度与总胆固醇、三酰甘油、低密度脂蛋白胆固醇呈正相关，与高密度脂蛋白胆固醇呈负相关。国内研究也证明，肥胖同血脂异常相关联，超重和肥胖儿童具有较高的三酰甘油水平及较低的高密度脂蛋白胆固醇水平，总胆固醇、氧化型低密度脂蛋白及载脂蛋白 B 明显升高，载脂蛋白 A 降低，脂蛋白无显著变化。江城梅等的研究结果证明，肥胖儿童体内高胆固醇、高三酰甘油与脂质过氧化物升高之间有正相关关系。儿童肥胖不仅可引起高脂血症，三酰甘油还可使血液黏稠度增加，高密度脂蛋白胆固醇降低则可削弱其防止动脉硬化的保护作用，因此高脂血症是动脉硬化的危险因素。肥胖也可导致脂质过氧化反应的形成，而脂质过氧化可损伤血管内皮细胞，增加血小板聚集，促进动脉硬化的形成和发展，易导致冠心病、动脉栓塞及脑血管意外等，脂质过氧化物造成的血管壁弹性下降及紧张度增加又可引起血压升高。所以脂质过氧物是高血压、心脏病、糖尿病、肿瘤等诸多疾病的重要诱因。

通过对肥胖儿童血脂含量的调查，也证明了肥胖儿童血浆中的三酰甘油、胆固醇、低密度脂蛋白、极低密度脂蛋白明显高于体重正常儿童；而高密度脂蛋白比正常儿童减少。医学研究发现，高脂血症和高脂蛋白血症与动脉粥样硬化有着极其密切的关系，血浆三酰甘油、胆固醇、低密度脂蛋白、极低密度脂蛋白的增加均会导致动脉粥样硬化的发生；高密度脂蛋白则具有抵抗动脉粥样硬化形成的作用。近年来发达国家对肥胖儿童的检查发现，肥胖儿童均有不同程度的动脉粥样硬化。世界卫生组织的调查研究也表明，肥胖儿童在青春发育期之前就可发生动脉内膜脂肪堆积和形成纤维斑块。

（三）超重和肥胖对心血管系统的影响

超重、肥胖的主要相关疾病是 2 型糖尿病和高血压。一项昆明的调查显示，超重人群的高血压、空腹血糖受损、糖尿病患病率分别是正常体重人群的 1.59 倍、1.25 倍和 1.98 倍，肥胖人群的高血压、空腹血糖受损、糖尿病患病率分别是正常体重人群的 2.15 倍、1.19 倍和 3.51 倍，提示了超重和肥胖的巨大健康风险。

肥胖儿童因脂肪细胞增多，造成体质量和耗氧量增大，外周循环血量、血浆容量和心排血量随之增加，使心脏的前后负荷增大，导致心室扩张、肥厚，顺应性降低，收缩和舒张功能降低，进而使心脏功能受损，甚至出现心力衰竭。

肥胖儿童高血压、高血糖和血脂代谢紊乱等发病率高，且随肥胖程度的增加呈上升趋势。肥胖是儿童罹患高血压的危害因素之一。有资料报告，肥胖儿童高血压患病率为 3.21％。而且，儿童的血压变化与肥胖程度有关，肥胖程度越高，血压也越高；通过控制总热能和盐的摄入，患儿的血压可随体重的减轻而下降，甚至恢复正常。

一般来说，冠心病是成人疾病。但近年由于肥胖儿童的不断增多，冠心病也开始在儿童中出现。肥胖者由于体内脂肪含量增多，导致心脏的负担加重，心脏功能降低；另外由于血压升高，进一步加重了心脏的负荷，引起心室肥厚；又由于脂类代谢紊乱，发生冠状动脉粥样硬化，使心脏功能降低；还有体力活动的减少，心脏的冠状动脉侧支循环削弱，供血不足。这几方面原因的综合作用，可导致肥胖儿童发生冠心病。由此推测，儿童时期的肥胖可能是当今人们冠心病越来越多的原因之一。这也提醒我们，防治冠心病要从儿童时期抓起。虽然在儿童期心脑血管疾病发病率很低，但是，多数儿童的肥胖将会延续至成人期，因此，儿童肥胖成了滋生成人疾病的温床。

（四）超重和肥胖对分泌系统的影响

研究发现，超重和肥胖儿童的血糖与正常体重的儿童虽没有明显的区别，但是前者在空腹及葡萄糖负荷后血中的胰岛素水平比后者明显升高，说明肥胖儿童存在胰岛素抵抗。这是由于机体组织对胰岛素的敏感性下降，故必须分泌更多的胰岛素才能使血糖维持在正常范围内，而长期被迫分泌大量胰岛素，一方面会产生高胰岛素血症，另一方面时间一长容易导致胰岛分泌功能衰竭，出现糖尿病。据报道，持续 10 年肥胖者有 34% 患上糖尿病。研究还发现，肥胖患儿的超重率与空腹胰岛素值呈明显正相关，超重率越大，越容易发生糖尿病，而且肥胖程度与糖尿病发生年龄早晚有关。

（五）超重和肥胖对呼吸系统的影响

超重和肥胖儿童由于过多的脂肪堆积于胸壁和腹壁，使其胸廓和膈肌的运动受到限制，胸廓呼吸运动减弱，肺通气功能降低；由于呼吸系统吸入新鲜空气及呼出二氧化碳的功能发生障碍，动脉血氧分压降低，二氧化碳分压增高，易出现头晕、脑涨、疲倦、白天打瞌睡和发绀等症状。随着时间的延长，有的肥胖症患者会出现血液中红细胞增多、肺动脉高压、右心室肥大甚至右心功能衰竭的症状。此外，肥胖儿童的咽部常存在腺样体增殖，使上呼吸道狭隘，呼吸时气流不畅，尤其在睡眠时更为明显，引起睡眠时打鼾，甚至呼吸暂停。当肥胖发展到相当严重的程度时，有可能引起突然死亡。

（六）超重和肥胖对免疫系统的影响

各种类型的血脂紊乱均可使超重和肥胖儿童出现明显的免疫功能低下症状，混合型血脂紊乱会使肥胖儿童免疫功能受损更为显著。研究显示，肥胖患儿存在显著的免疫功能紊乱，肥胖儿童较正常体重儿童的免疫力低，更易患感染性疾病。在免疫反应中，自然杀伤细胞起着抗感染和肿瘤免疫监视的作用，CD4＋T 淋巴细胞起辅助及诱导免疫细胞作用，CD8＋T 淋巴细胞起杀伤和抑制免疫细胞作用。单纯性肥胖症儿童 CD4＋/CD8＋之比明显降低，CD8＋T 淋巴细胞数量显著升高，自然杀伤细胞活性降低，从而导致机体产生免疫功能障碍及免疫性疾病。

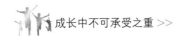

（七）超重和肥胖对骨关节的影响

过度肥胖会加重身体各器官的负荷，导致日常的活动缓慢、慵懒，超重和肥胖者常感乏力、气短、活动困难、关节疼痛，有时还会出现下肢浮肿等，有的严重时会失去生活自理能力。肥胖儿童因为身体质量过大，关节的承重部位容易受损，削弱了运动能力，使儿童不喜欢运动进而更加肥胖。在这里应注意，缺乏运动锻炼的人易导致肥胖，而越肥胖越懒得去运动，形成恶性循环。尤其是随着年龄的增长，将伴随着人的衰老和活动的受限，而肥胖更加重了对老年人的运动系统的伤害，其中最常见的是运行性骨关节病，也称肥大性关节炎、增生性关节炎；该病多见于50岁以上的肥胖者，是一种长期、慢性、渐进性的病理过程，包含着软骨营养、代谢异常、生物化学等方面的酶对软骨基质的浸伤、压力及平衡失调、累积性微小创伤等，主要病变系关节软骨的退行性变以及软骨下骨板的硬化、骨质增生和性变，特别是常出现于负重较大的膝关节、脊柱、髋关节等，是导致老年人行动不便、疼痛、多发骨折的主要原因。

（八）超重和肥胖影响生长发育

血清生长激素水平与儿童的生长发育密切相关，生长激素水平降低会影响儿童生长发育。有研究证实，肥胖儿童血清生长激素会自发地减少分泌及释放，且肥胖越严重，血清生长激素水平越低。Roemmich 等人还发现，由于肥胖个体生长激素释放激素（GHRH）敏感性降低和生长介素的作用增强，导致生长激素（GH）分泌下降，其机制尚不清楚，但部分是由高胰岛素血症和高脂血症引起。

肥胖也会导致儿童青春期发育障碍，BMI 增高可使青春期提早发生并加速青春期的进展。BMI增高的女童的月经初潮年龄、乳房发育年龄及阴毛出现时间会相对提前。青春期发育提前会给儿童带来更多的疾病，已知的如月经初潮早是乳腺癌的危险因素，初潮年龄越早，罹患乳腺癌的风险越高；还会使行为相关障碍性疾病的发生率升高。青春期发育提前及初潮年龄提早还会增加患多毛综合征及多囊卵巢综合征的风险。而肥胖在男童中的作用目前尚不确定，肥胖也可能会引起男童青春期发动时相推迟，或出现轻度性功能降低。一般情况下，轻度肥胖儿童只表现为性早熟，不会影响性器官的发育。但严重肥胖儿童可致睾丸和卵巢的正常发育受阻、功能不全和体内性激素水平低下，并影响至成年。也就是说，男童成年后可能睾丸功能不全，第二性征发育不良，腋毛、阴毛、胡须减少，说话声调较高，有些人阴茎短小如童年状，不能进行正常性行为，影响生殖能力；女童成年后可有卵巢功能不全，女性特征表现不明显，乳房、子宫发育不良，性功能低下，常出现月经不调、闭经、不孕等症状。

此外，大量研究表明：超重和肥胖对人的预期寿命也有一定的影响。超重和肥胖与恶性肿瘤的关系目前还不是十分明确，可以往的调查显示，虽然一些肥胖儿童暂时没有病理改变，但其成年后患乳腺癌、胰腺癌、子宫内膜癌等疾病的危险性会大大增加。肥胖儿童常常会因过度肥胖而影响一生的健康，给本人和社会带来多方面的压力，因此需要全社会各界的关注和支持。

二、超重和肥胖的社会风险

儿童青少年肥胖率的增长，也是特别困扰家长与社会的问题。体重超重、肥胖的孩子会面临许多心理与社会方面的挑战：体重超重、肥胖的孩子不容易交到朋友，也常被认为是好吃懒做，进而使他们更容易在学习和日常生活中碰到困难，在青春期则可能

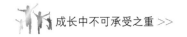

会出现自信心缺乏的问题，影响相当长远。

（一）超重和肥胖影响人格的发展

青少年不仅模仿偶像的行为，崇尚当下的主流文化，还排斥不符合他们价值观的事物。由于大多数青少年重视同侪群体，拥有从众心态，对于不符合主流文化的少数，常常会认为对方是异类、怪胎，这样的心态与崇尚瘦的审美观相结合，造成许多肥胖体型的青少年为了融入同侪群体而减肥，或者受嘲笑，不敢正视自己的肥胖体型。在成长阶段，青少年往往需要同侪的支持与陪伴，在接受瘦才是身材标准的审美观下，肥胖者对于友谊的建立与发展比一般人又困难一些。同时期也是他们发展自我认知的阶段，外在事物的反应会回馈到他们身上，使他们建立起对自己的感觉与自信。身材不符合标准，周遭同学嘲笑自己的身材，建立友谊遇到困难，等等，都是使青少年自我价值感低落的原因之一。

不少学生就表示，希望瘦下来可以不被人嘲笑。虽然这些嘲弄他的同学不见得是因为讨厌他而说出这样的话、做出这样的举动，有的可能认为这样做很好玩、很有趣，然而，不论对肥胖的同学调侃、嘲笑或者捉弄的动机是什么，这些行为对被嘲笑者来说都会产生不小的影响，自卑是他们最常出现的情绪。在成长阶段，同侪群体的嘲笑和排挤很容易影响孩子的身心健康。心理专家指出：超重、肥胖儿童常常遭遇同龄人的取笑和欺辱，而且由于体重较大，影响运动，久而久之心理上会产生压力，逐渐与同学、玩伴疏远，形成心理障碍。

（二）超重和肥胖影响心理健康

超重和肥胖不仅威胁儿童的身体健康，还会导致心理行为问题，并将随着肥胖状况的发展一直影响到成人期。由于肥胖儿童体型不美，行动不便，容易遭到同伴的嘲笑，妨碍了他们主动参加集体活动的热情和积极性，养成了被动娱乐的习惯，失去了锻炼的机会，久而久之会导致心理行为偏差。肥胖儿童与正常儿童相比明显存在不良的心理行为，主要表现为抑郁、焦虑、孤僻、情绪不稳、无信心等，其独立生活能力、活动及社交能力等方面有一定欠缺。同时肥胖儿童在学校处于压抑状态，回到家里则能受到父母的怜惜和疼爱，因而使其缺乏抱负，缺乏主动性，从而表现为非攻击性与过分依赖。

超重和肥胖还在心理上对孩子造成许多潜在的危害，给他们的心理发展带来不良后果。胖孩子常由于没有健美的体形，以及不能像别的伙伴一样随意挑选自己喜欢的衣服而深感自卑；与正常体重儿童相比，肥胖儿童活动不灵活，显得体态臃肿、动作笨拙，一活动就多汗、易疲乏、气喘吁吁，安静时易瞌睡等；肥胖儿童的发育在一定时期通常比同龄人显得早而快，但进入青春期，他们的发育往往又开始落后于同龄人，最后表现为身材矮胖。在幼儿园、在学校里，同伴们喜欢给胖孩子起许多外号，如"胖子""胖墩""胖妞"等。学校组织集体活动如游戏、跳舞之类，胖孩子常因体态臃肿、行动不便而不敢参与；上体育课时，胖孩子因为身体笨拙，动作不规范，常招致哄堂大笑，有些竞赛项目如田径赛等常将胖孩子拒之门外。

肥胖儿童常有易疲劳和嗜睡等症状，常因易疲劳和嗜睡导致上课精神不集中，学习成绩受到影响，遭到同学的歧视和老师的批评。同时肥胖儿童喜食高糖食物，而现代科学研究表明，血液中葡萄糖浓度过高会改变免疫球蛋白的分子结构，降低免疫系统的功能，故肥胖儿童易得感染性疾病，常为病痛困扰。由于这些因素的累加作用，肥胖儿童常变得沉默寡言、性格孤僻、缺乏自信、易忌妒、暴躁，进而与周围的人逐渐产生心理隔阂。

青年时期是人格、个性定型的关键时期，面临升学、就业、恋爱婚姻等问题。青年男女最关心他人对自己的评价，特别注意追求体型美。体型肥硕、臃肿、动作笨拙、行动迟缓等对青年男女特别是胖姑娘来说，是一个巨大的心理负担，她们往往为此烦恼和苦闷。在这种无形的心理压力下，超重和肥胖者尤其是未婚青年男女常常因为怕别人嫌弃或同伴讥笑而变得孤僻，疏远别人，情绪会莫名其妙的变化，这是对心理的不良刺激，潜在地影响其正常的身心发育及个性的形成。由于肥胖儿童受到外界压力较大，容易形成肥胖—不良行为—更肥胖的恶性循环。因此，科学引导、正确认识肥胖、了解肥胖产生的原因和危害、消除心理障碍并积极投入到治疗当中，也是影响治疗效果的重要因素。

（三）超重和肥胖影响学业表现

医学研究已经证明，肥胖影响脑血流，而脑血流的降低将会直接损伤大脑生理机能，使大脑皮质出现稀疏区，如果稀疏区出现在颞叶皮质，则会使人记忆力下降、语言理解能力迟钝、思维不清晰。部分研究结果显示，肥胖的学生无论是对问题的反应速度，还是学习的成绩都照常人差。

儿童肥胖会导致脂肪在脑组织堆积过多，形成肥胖脑，使大脑沟回紧靠在一起，皱褶减少，大脑皮层变得光滑，神经网络发育差，进而导致智力水平降低。但另有研究则发现，肥胖儿童的智力与正常儿童无显著差异：轻度、中度肥胖对儿童智力发育无影响，而重度肥胖对之有影响，相关问题有待进一步研究。肥胖儿童体脂多，胸壁顺应性降低，有效呼吸量不足，大脑相对供氧不足，神经突触功能降低，思维速度减慢，神经传导速度减慢，造成效应器反应迟钝，动作不灵活，所以肥胖儿显得笨拙，妨碍了智力的开发。加之肥胖儿童的空腹胰岛素明显升高，甲状腺功能相对低下，言语智力和操作智力均有所降低。

（四）超重和肥胖影响生活质量

健康相关生命质量（HRQOL）是关于一个人或者一个群体一段时间内的身体和精神状况的概述。临床医生用 HRQOL 来了解慢性病对患者日常生活的影响，公共医学则应用 HRQOL 来测量各种疾病对不同人群的影响，通过调查数据来制定卫生政策，改善健康状况。肥胖症患者健康相关生命质量的测量有两种工具：一种是一般的测量工具，适用范围较广，能够提供健康相关的大概信息，不受疾病种类、状况和人群的限制，其缺点是在评估某种疾病生命质量时，对潜在的特殊情况不够敏感；另一种是与肥胖相关的特异的测量工具，对某一症状或者特定人群具有针对性，特异性较高，但是不适合与其他症状的比较。目前国际上比较流行的测量超重和肥胖相关生命质量的方法是采用 SF-36 量表和欧洲五维量表（EQ-5D）。美国疾控中心采用 CDC HRQOL-4 调查问卷来测量 HRQOL，该问卷包括 3 部分的内容：①健康天数核心组件，测量健康相关的包括躯体和精神方面的大致情况；②活力组件，测量躯体、心理和情绪方面的健康活力；③症状组件，测量躯体、心理和情绪方面的症状表现。

超重和肥胖对生命质量的影响表现在多个方面，包括躯体功能、社会交往、性功能、自尊，还会影响工作，并且会随着 BMI 指数的增大而影响加深。Ltoft 等学者采用 EQ-5D、GHQ-12 量表进行针对英国的研究发现，对男女两个性别而言，能够使HRQOL 达到最大值（生命质量最高）的 BMI 值分别为 26 和24.1，偏离这一值都会表现出生命质量下降。值得注意的是，当BMI 超过 27 的时候，对 HRQOL 的消极影响女性高于男性，而较低的 BMI 值对男性的消极影响大于女性。Martina de Zwaan 等学者对 640 名超重或者肥胖人群的研究显示，随着 BMI 指数的增高，躯体方面的生命质量呈下降趋势。

（五）超重和肥胖是个吸金黑洞

超重和肥胖一方面给患者带来了疾病的困扰，另一方面，肥胖必然会导致医疗费用的增高，会给患者本人及社会带来严重的经济负担。全球由肥胖导致的经济负担大约为 2 万亿美元，约占全球生产总值的 2.8%。由于肥胖所致的健康问题可造成巨大的经济负担。2002 年，我国由超重和肥胖所造成高血压、糖尿病、冠心病、脑卒中的直接经济负担分别占 2003 年中国卫生总费用和医疗总费用的 3.2% 和 3.7%。2009 年，我国平均每次医疗费用中有 6.18 元可归因于超重、肥胖，约占个人总医疗支出的 5.29%，全国每年约有 24.55 亿元的医疗费用可归因于超重、肥胖，约占全国总医疗费用的 2.46%。在 2000—2025 年间，中国因肥胖所导致的间接损失将达到国民生产总值（GNP）的 3.6%～8.7%；如果不采取预防控制措施，至 2030 年由超重和肥胖所致成人肥胖相关慢性病直接经济花费将增至 490.5 亿元/年。

在欧洲国家，50 岁及以上人群中，肥胖者比正常体重者多 8% 的可能会有自付药物费用产生。1995/1996 至 1998/1999 年，葡萄牙由超重和肥胖所导致自付医疗费用的归因比例合计从 3.8% 上升到 6.9%。2000 年美国政府推出了《健康国民 2000》，其第一个目标就是，到 2010 年，建立广泛的、涉及全国的疾病预防体制，提高国民的生命预期，改善生活质量。据欧美国家调查资料显示，肥胖及其相关疾病的医疗支出已达卫生总支出的 2%～7%。据了解，我国清华大学退休人员中超重者和肥胖者分别比正常体重者多 13% 和 33% 的自付医疗费用。随着超重和肥胖的患病率逐年增长，这一比例可能呈上升趋势，说明超重和肥胖增加了整个社会的经济负担。

肥胖的人可能很多事情都没办法做，因此无法好好享受生活。比方说，他们不能长途旅行，不能运动，在电影院或飞机上也不可能坐得舒舒服服。事实上，对他们来说，可能连好好地坐在椅子上都是奢望。对许多肥胖的人来说，站着会让膝盖很吃力，而过重的身形也会严重影响身体活动能力、心理健康、自我看法与朋友交往。这些事情虽无关生死，却会让人错失生命中值得好好享受的许多乐趣。当然，没有人愿意变成胖子，可是，减重绝对不是一件轻松的事情。

市面上的瘦身计划宛如经济黑洞，吸走大把金钱却没任何回报。拿美国来说，据估计，早在 20 多年前的 1999 年，美国光是与肥胖相关的医疗支出就有 700 亿美元，而仅仅 3 年之后，"美国肥胖学会"把 2002 年的这些花费列举出来，总额竟高达 1 000 亿美元。这还不止，更糟的是，美国人还白白花费三四百亿，想要预防肥胖。他们花大钱参加特殊的瘦身饮食计划，吃下能抑制食欲或调整新陈代谢的药物，这基本上已经成了全民运动。这类瘦身计划宛如经济黑洞，吸走大把金钱，却什么回报也没有。这就好像你花了 40 美元，找工人修好了你厨房里面漏水的水池。但两周之后，水管又爆裂了，污水淹没了整个厨房，你不得不再花 500 美元对厨房进行彻底的修缮。一边是减重的花费日益增多，一边是美国人走在发胖的道路上积重难返，3 个人中就有 2 个超重。由此可见，减重需要新的方法。

第四章　揭开超重的秘密——能量供给失衡

众所周知，肥胖对健康不利，肥胖的人易患高血压、心血管疾病、糖尿病和其他的代谢综合征。因此，人们一般会认为正常体重就是健康，也符合大众的审美。但在这个"颜值至上"的时代，苗条的身材是很多人的追求。然而，保持苗条身材是一项挑战，也是挫折的来源，为什么我们的食欲总是难以抑制，为什么我们的体重总是增加容易减少难呢？

虽然有的人总是在节食，但就算自己觉得已经节食了，体重还是节节上升。治本之道在于了解体内机制，这会给我们控制体重的新力量。体重的增减主要取决于热量供给与消耗之间的关系，当吃东西摄取的热量大于身体消耗的热量时，人的体重就会增加，没有用完的热量会以脂肪的形式储存在体内。体重增减原理为：摄取热量－消耗热量<0，体重减小；摄取热量－消耗热量>0，体重增加。

因而减肥的办法就是少食多动，促使热量消耗大于补给。道理很简单，真正要做到却很难。如果通过剧烈运动来增加能量消耗，会让你吃更多的食物补回来，这一点大家都有切身体验；但是，如果通过限制热量摄取，靠燃烧体内储存的脂肪提供能量，就得忍饥挨饿，这滋味很不好受，肚子饿的时候，强烈的食欲迟早会迫使你屈服。而且越是超重、肥胖的人，基础代谢率越高，因此一般情况下，体重大的人消耗的热量要比体重轻的人多，这就好比车子，大车消耗的油比小车多。同时，因为不同食物的能量密度与营养密度不同，一般能量密度大的食物，提供的热量较大，反之亦然。

所以，减肥的关键在于控制食欲、选择所吃的食物。如果能够轻松不痛苦地控制我们想吃的欲望，同时选择营养均衡的健康食物，那么，保持苗条的身材、维持健康、减少疾病带来的疼痛与财富损耗就会成为一件比较轻松的事情。

一、揭开食欲纷纷之谜

对健康和美的追求，引来一大波科学家孜孜不倦地研究，以期揭示人类食欲的运作机理。

人类的食欲非常复杂，有三个要素协作掌管着进食与否及多寡，它们是下丘脑（hypothalamus）、瘦体素（leptin）与胃饥饿素（ghrelin）。

下丘脑位于丘脑下钩的下方，构成第三脑室的下壁，向下延伸与垂体柄相连。下丘脑面积虽小，但接收很多神经冲动，不仅通过神经和血管途径调节脑垂体前、后叶激素的分泌和释放，而且还参与调节自主神经系统，如控制代谢、调节体温、摄食、睡眠、生殖、内脏活动以及情绪等，是调节内脏及内分泌活动的中枢。科学家在研究下丘脑综合征时，发现下丘脑受损会导致摄食异常，之后历经诸多研究终于确定了下丘脑是管控食欲的"司令部"，它含有两种能产生相反作用的神经元，分别是抑制食欲的 POMC 神经元和促进食欲的 AgRP 神经元，它们接收来自身体的"吃饱了"与"我饿了"的信号，并做出反应，处理后开启相应的节食与进食开关，从而调控身体对能量的摄取与消耗。

链接 POMC 和 AgRP 神经元的分别是瘦体素与胃饥饿素，它们像是两个信差，分别向下丘脑传递"吃饱了"和"我饿了"的信息。

瘦体素（leptin）是由 ob 基因（位于人类染色体 7q32）编码的一种分泌型蛋白质，它是肥胖基因的表达产物，有人称之为肥胖蛋白，但由于它具有显著降低机体肥胖程度的功能，因此也被称为瘦蛋白。

自 1950 年发现肥胖型小白鼠以来，科学家就开启了探索肥胖型基因表达研究的漫漫征途。1994 年，Zhang 等报道认为，肥胖型鼠是由于缺失肥胖基因的表达物而造成肥胖的，并将这种表达物命名为瘦体素。随后 1995 年，Halase 等报道了瘦体素具有显著降低肥胖型鼠的体重和采食量的功能。从此拉开了对瘦体素的生物学功能和分子生物学特性进行研究的帷幕，出现了大量的相关报道，以及临床医药的开发利用。

最早的研究报道认为，瘦体素对动物体能量平衡产生巨大影响，瘦体素表达及分泌量的增加会显著降低动物的体重和采食量，同时具有加强机体能量的分解代谢及产热反应的作用。2009 年 6 月出版的美国《细胞代谢》杂志上刊登的一篇研究报告指出：瘦体素能对中枢神经系统内的下丘脑部分产生作用。在对老鼠的实验中，研究人员仅仅激活瘦体素对 POMC 神经元的作用，就可以抑制老鼠食欲从而达到减肥效果。后续研究还发现，瘦体素还能控制血糖水平，影响人的活动欲望。

　　瘦体素的发现引起了不小的轰动，再加上后来发现的其他化学物质，它们共同形成了一串食欲信息链，向中枢神经系统内的下丘脑部分传输"吃饱了"的身体信号。进一步的研究揭示出：作为信差，瘦体素主要是向脑部报告身体的脂肪水平，它们在机体的脂肪组织中合成和分泌，在血液中流动，抵达下丘脑，链接POMC神经元，脑部就会收到身体瘦体素水平上升的信号，从而做出抑制食欲的命令。

　　向大脑传递"我饿了"的信号主要是由叫作胃饥饿素的信差来完成。胃饥饿素（ghrelin）是生长激素促分泌素受体的内源性配体，主要参与机体的能量代谢调节。Kojima等人最早从大鼠的胃肠黏膜中提取出具有促生长激素释放作用的小分子活性肽，即胃饥饿素。随后的一些研究发现，胃饥饿素与生长激素分泌、摄食和体重调节及胰岛素分泌密切相关。人类的ghrelin基因定位于3号染色体p25－p26区，共计5 199个碱基。人体内胃饥饿素的分泌呈现昼夜节律性，在未受时间或食物干扰、自由进餐的情况下，餐前胃饥饿素水平升高，餐后一小时胃饥饿素降至正常，且餐后胃饥饿素的抑制程度同摄入的能量成正比，这显示胃饥饿素可作为机体的饥饿信号及摄食起始信号。

　　后续的研究表明，人体内的胃饥饿素水平变化与肥胖关系密切，胃饥饿素对摄食及能量代谢调节作用显著，其主要途径是：当胃里没有食物时，胃部肌肉收缩，会分泌胃饥饿素，通过血液传送到脑部，等到下丘脑接收到足量的胃饥饿素时，接通AgRP神经元，人就感到饥饿，大脑于是便下达"快吃饭"的命令；胃被食物塞满时，胃壁会扩张，里面只剩下微量的胃饥饿素，血液不再有足量的胃饥饿素向脑部传送，阻断与AgRP神经元的链接，下丘脑就会关上脑部神经"我饿了"的开关（图4－1）。机体就是这样通过感知向血液中释放瘦体素与胃饥饿素，引发下丘脑调节食欲，做出摄食反应，从而"主宰"我们的体态与健康。

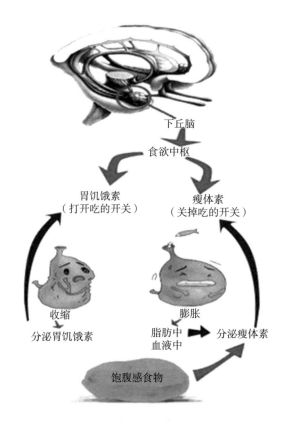

图 4-1　减肥生理机理示意

　　一旦了解了体重增减原理，下丘脑的工作机理，以及瘦体素、胃饥饿素和其他食欲信差的运作机制，控制食欲这一塑造形体的关键便昭然若揭。那么寻找能够产生持久饱腹感的食物，对于轻松减重就显得尤其重要。

二、改变体重的食物

　　饱腹感是饥饿感和食欲的对立面，是指吃喝完毕后的生理和心理饱足感。一般来说，饱腹感是一个人所吃的食物的数量所起的作用，比如，要想有饱腹感，通常需要吃下一整个汉堡而非只吃一口。而且，营养学家的研究表明：食物的固有特性，如水分、膳食纤维以及宏量营养素的含量也会对饱腹感产生影响。

富含水分的食物容易引起饱腹感，这是因为水分增加了体积，但不含热量，从而使食物的整体热量含量降低，用科学的方式称为"水分减低了食物的能量密度"。食用能量密度低的食物是保持健康体重的明智之举。

膳食纤维的热量非常低，但它会增加体积。另外，吃高纤维食品通常要花多一点时间咀嚼，所以吃东西的过程中就满足了食欲，同时也减慢了吃的速度，让大脑有时间处理从身体里传来的"不用再吃"的激素信号。最后，因为纤维难消化，在胃和小肠停留的时间会较长，所以大脑从胃肠收到的信号一直是"我还很饱"的信息。

提供食物热量的宏量营养素有 3 种：碳水化合物、蛋白质和脂肪。脂肪是能量密度最大的宏量营养素，每克大约含有 9 卡热量，碳水化合物和蛋白质所含热量不及脂肪的一半。一直以来，人们认为"肥肉耐饿"，然而研究表明脂肪在胃部停留的时间并不长，蛋白质和碳水化合物实际上更能让人有饱腹感。

营养学家们认为，利用饱腹感的原理对日常主食进行调整，在同等热量的情况下，选择饱腹感强的食物，就能让人们在保证不饿肚子的同时，降低能量的摄入。为了确定哪些食物能带来更持久的饱腹感，澳大利亚悉尼大学的苏珊娜·赫特（Susanna Holt）博士，制定了一个名为"饱腹感指数"的评价量表，通过主题评价小组对代表着所有主食群组的 38 种不同食物中的每 240 卡路里的分量进行了评价，以一份白面包的饱腹感指数作为基准 100，研究出各种食物填饱肚子的饱足指数，发表在《欧洲临床营养学杂志》上。在饱腹感指数排列中，名列前茅的食物都具有富含水分、膳食纤维且脂肪含量低的特征，这印证了营养学家的声明。

（一）甜蜜的忧伤

初中阶段是一个学习压力陡增的时期，在心情焦虑时初中生非常容易受到甜食的吸引。甜食可以激活人大脑中的多巴胺神经元，摄入糖分在使人兴奋的同时，也为身体补充了足够的能量，能量充足使人感到愉快，所以大部分人在吃了甜食之后还会想继续吃。然而甜食中的糖进入体内被转化为葡萄糖，为人体提供能量，当供应的能量有剩余时，就会被转化为蛋白质，而食糖过多，剩余部分则会转化为脂肪贮藏起来，造成肥胖。甜品还会引起初中生失眠，血糖浓度提高，代谢中胰岛的负担加重，甚至会诱发青春期糖尿病。而且当食用甜点、果品奶酪等食品后，在体内分解糖产生热量的同时，其所产生的代谢产物需要维生素 B 族参与解毒，最后排出体外。长期过量食用甜食，会使体内维生素 B 族因消耗过多而缺乏，以致废物蓄积于人体；同时又会使体内的热能代谢，包括蛋白质、脂肪、碳水化合物代谢以及脑与组织中的能量转化均受到负面影响。因此，更容易从根源上导致人易胖、易诱发心脑血管疾病等。

有研究证明，超重、肥胖的初中生大部分喜欢吃甜食，而且父母对甜食的喜好也会潜移默化让子女喜欢上甜食。初中阶段孩子精力消耗大，许多家长会在食物或零食中为小孩准备各式各样的甜点以补充能量。值得注意的是，营养学家们推荐的每日摄入白糖总量为 20～30 克。而在人们常吃的甜食中，一大勺果酱约含糖 15 克，1 罐可乐约含糖 37 克，3 小块巧克力约含糖 9 克，1 只蛋卷冰激凌约含糖 10 克，几块饼干约含糖 10 克。因此如果没有严格控制的话，20～30 克糖的限制非常容易突破，长此以往一定对孩子是弊大于利的。

不过随着营养健康教育的普及，过量摄入甜品的情况已经受到了足够的重视，特别是在超重和肥胖学生群体中。多项研究表明每周吃 1 次及以下甜食的学生中超重、肥胖者比重更多，这说明家长和学生已经意识到多吃甜食是导致超重、肥胖现象的重要原因，因此会更加积极地改善这种不良饮食行为，更注意控制甜食的摄入。当然合理地进食甜品也可以改善人的心情和胃口，这对初中学生来讲是必要的补充和调节，不过家长要合理安排进食甜食的时间，如可以同意初中生在正餐后点心时间或加餐时吃点糖果、饼干、一点巧克力、一个冰激凌或一块蛋糕；在初中生大运动量活动之后给他们吃一块巧克力，有助于恢复体力；想吃甜食的时候，可以优先选择天然的甜味，比如石榴、苹果等水果；可适当选择一些糖醇类甜味剂加工的食品，比如木糖醇口香糖等；粗加工的糖类更好，比如红糖会比白糖的营养更丰富，最后注意特别在吃完甜食后要记得漱口。将甜食摄入控制在合理范围内，既可以避免其带来的危害，也可以享受其带来的愉悦感。

（二）过多的蛋白质

人体的健康需要各种营养物质的滋养，缺乏某种营养物质将给身体带来不良影响。然而，在人们的朴素认知中，"一分价钱一分货"的观念导致他们觉得不同的食物对健康的作用是有高下之分的，很多人认为，肉好于蛋、蛋好于菜。因而在吃饭这件事上，也奉行再穷不能穷孩子，尽量给孩子吃蛋白质，特别重视对优质蛋白的补充。诚然，蛋白质对人体健康很重要，骨骼、肌肉、皮肤及血液等组织，都依赖蛋白质的构建和修复。近年来个人、家庭卫生条件的改善，以及收入的提高促使人们更加注重饮食中蛋白质的摄入，在青少年身体发育阶段蛋白质更是被视作极其重要的营养物质，青少年每天至少需要 50～60 克蛋白质。尽管人们的体内不会储存蛋白质，必须每天适量摄入，但是普通人正常情况下不会缺乏蛋白质，每天只要正常均衡地摄入膳食，蛋白质完全能够供给人体一天的需求。例如以一个 65 克的鸡蛋来说，蛋白质的含量就是 8 克左右，占了一个青少年一天所需摄入量的七分之一左右。然而，多数家长以及青少年都热衷于高蛋白饮食，认为吃得越多越好，某些人的饮食方式甚至偏向于高蛋白、高油脂方向。多个研究表明，中学生的蛋白质摄入量高于推荐水平是造成肥胖现象多发的主要原因之一。

体重主要由能量的摄取和消耗两种因素维持，即维持能量摄入和消耗的动态平衡是体重稳定的基本条件。如果长期摄取的能量多于消耗的能量，就会发生肥胖。以我国居民膳食标准来看，三大宏量营养素的分配原则应是蛋白质占总热能的 20%，脂肪占 20%，碳水化合物占 60%。但是有调查结果显示，大部分学生饮食中蛋白质热量供给偏多，脂肪基本符合要求，碳水化合物提供热能比例偏低。因此当体内的蛋白质过剩时，会导致蛋白质在体内转化为脂肪，过量的摄入还会造成脂肪堆积在血管里，容易引起"血稠"，形成动脉硬化。如果血脂过多，在血管壁上沉积，逐渐形成小"斑块"，增多增大，堵塞血管，就可能引发脑梗、心梗，甚至危及生命。

另外，蛋白质的来源分为植物蛋白和动物蛋白。通常情况下，人体蛋白质的主要来源以植物蛋白质为主，如黄豆、青豆、黑豆等豆类，以及芝麻、花生、瓜子、核桃仁、杏仁、松子等干果。动物蛋白来源有：各种瘦肉类，如牛、羊、猪、鸡、鸭等；鸡、鸭、鹅、鹌鹑等的蛋类；牛奶、羊奶及各种奶制品等。上述都是蛋白质含量较高的食物。在蛋白质的选择中，动物蛋白可占总蛋白质的 50% 左右，以鱼、虾等水产品及禽类和瘦肉为好，但是植物类食物中的优质蛋白质中的非必需氨基酸可以有效降低胰岛素抵抗，来源于豆制品的蛋白质可以加强脂肪的氧化作用，并通过拮抗脂肪生成酶来抑制脂肪的形成。而青少年学生的膳食结构不够合理，蛋白质来源品种单调，动物类蛋白摄入过多，优质蛋白质含量则不能满足机体生长的需要。部分学生存在过度进食牛奶、鸡蛋等食品的现象，中国营养学会发布的《中国居民膳食指南（2016）》建议每天饮奶 300 克（相当于 1 袋），蛋摄入 40～50 克（相当于 1 个）。研究表明，初中生中每天吃 2 个或以上鸡蛋、每天喝 2 袋或以上牛奶的学生发生超重或肥胖现象的显著增多，因此应合理控制牛奶、鸡蛋等营养品的食用量，加强蔬菜、水果、鱼类及副食品的摄入量，进一步对膳食结构进行调整，才能使蛋白质真正有利于儿童青少年的生长发育。

（三）重口味偏好的代价

一直以来中式饮食都属于高油高盐的风格，如今又受到网络等原因的影响，随着火锅、麻辣烫、麻辣香锅、烧烤、小龙虾、臭豆腐、宫保鸡丁、辣子鸡、水煮肉等网红食品的出现，重口味更是已成为很多中国人的饮食常态。初中生正处于刚刚开始获得接受外界信息能力和机会的关键时期，容易受到多种新型营销模式的影响，在快餐、外卖等的宣传营销下，养成重口味的饮食偏好，这是青春期肥胖频发的原因之一。

有研究表明，饮食偏辣、偏咸者出现超重和肥胖的可能性分别是不吃辣、咸淡适中者的 1.41 倍和 1.31 倍。一方面重口味者易得高血压等慢性病，且重口味与慢性病、超重和肥胖之间存在高度关联，导致肥胖率增高；另一方面重口味者往往在咸、辣味的刺激下胃口更好，食量也更大，从而使得饮食失去节制，甚至暴饮暴食，最终导致肥胖。特别是在当前外卖快餐业务的迅猛发展下，重油重盐的快餐和外卖饮食也是造成初中学生口味偏重的原因。调查显示，受到学生欢迎的炸鸡、汉堡等快餐外卖多具有高脂肪高能量的特点，而且烟熏食物、油炸食物、含糖饮品等偏咸、偏油、偏甜的重口味食品频繁摄入与外卖消费高频次有关，因此外卖消费的高频次与超重、肥胖有相关性，这间接说明经常食用外卖食品使得学生多油脂、多糖食物摄入增加。针对外出就餐问题的调查显示，在外吃早餐导致初中生肥胖发生的危险性是在家吃早餐导致肥胖发生的 1.7 倍，而现在餐饮服务业的快速发展，导致初中生在外饮食的现象越来越多。此外，重口味食品的特性会导致摄入过程中还可能存在不自觉过量进食的问题。综上所述，重口味的快餐和外卖食品已经成为超重、肥胖初中学生需要重点注意的饮食选择问题，应培养初中学生的健康意识，教育他们认识超重、肥胖对人体的危害，可针对学生开展营养知识宣教，帮助学生在网络订餐时选择健康食物及合理搭配膳食以保持健康体重。

除开外卖和外出就餐，日常饮食中的重口味问题也同样值得注意。研究超重和肥胖的初中生的一日三餐发现，从食物选择来看，油脂含量更高的肉类摄入较多。某地的调查结果显示，超重和肥胖的初中学生中，早餐吃肉类的学生占 42.1%，午餐中有59.7%的人摄入肉类，晚餐有 38.4%的人摄入肉类。过多摄入肉类食物，会使食物中含油量增高，在体内堆积转换成脂肪。由此可见，在日常生活中习惯吃一些重口味食品，会使热量和盐、糖的摄入大大提高，从而造成肥胖。应该在早餐中加大蔬菜的摄入量，补充人体必需的维生素。根据《中国营养调查报告》，初中生经常吃肉多、吃菜少会引起便秘和饮食不均衡，如果长期便秘，会使得肠道反复地吸收有毒物质，进一步引发胃肠道疾病，建议吃菜与吃肉的比例控制在 5∶1 或者 4∶1，适当吃一些五谷杂粮，帮助消化。统计结果还显示，超重和肥胖初中生营养摄入不全面、饮食不均衡。因此，学校和家长应树立"健康第一"的理念，帮助超重和肥胖初中生正确认识肥胖，并给予膳食指导，改善他们的饮食习惯。

三、有害健康的坏习惯

1989 年美国国家研究院膳食与健康委员会编著的《膳食与健康：减少慢性病风险的启示》系统收集了膳食成分和食物模式与主要慢性病的科学研究证据，表明不合理的膳食是慢性病的重要危险因素。2003 年，WHO 发布了《膳食、营养和慢性疾病预防》，列出了膳食因素与肥胖、2 型糖尿病、心血管疾病、癌症等主要慢性病的证据强度。此后，慢性病与膳食的研究证据不断积累。近年来，随着包括中国在内的许多发展中国家经济发展，居民膳食营养模式发生了转变，膳食摄入更倾向于高能量、高脂肪、高蛋白质、低膳食纤维。因此，从慢性病防控的公共卫生策略考虑，一些膳食因素与主要慢性病的相关证据意义重大。其中，中国的研究在发展中国家膳食模式的变迁对健康的影响方面，以及营养状况摄入与慢性病患病风险上，也提供了一定证据。

肥胖是一种与生活方式密切相关的营养性疾病，膳食结构不合理、体力活动不足等都是导致超重、肥胖的主要原因。在青少年阶段，若不能合理控制饮食，就很容易由于营养过剩而导致肥胖，尤其是高能量膳食、零食、含糖饮料等不合理的饮食行为是初中生群体常会出现的情况，因此初中生的饮食模式是导致该阶段超重、肥胖的关键因素。

（一）不当的烹饪方式

食物的烹饪方式对食用者健康的影响起着至关重要的作用，不健康的烹饪方式会制造出高油脂高热量甚至对人体有危害的食品，其中油炸食品最具代表性。因为油炸类食品含有较高的热量和脂肪，人们长期摄取会导致肥胖或者相关疾病，例如高脂血症、冠心病、糖尿病等。油炸食品是通过油脂的导热作用，让被炸物料中的蛋白质变性、淀粉糊化，从而使原料熟化的一种食品，它以口感好、方便快捷、加工容易等一系列优点逐步流行起来。早在20世纪90年代初，以洋快餐为代表的油炸快餐就已经稳健立足，自那之后其市场份额不断扩大，从北上广深等一线城市开始，呈辐射状向周边中小城市扩散，甚至还出现了一批国人自己的油炸快餐品牌。由此可见，油炸快餐食品已不再是大城市青少年的专享。

初中生因为对饮食健康未形成深刻的认知，且自身自制力不足，很容易被观感、口感上的诱惑吸引，因此油炸食品近年来也很快得到中小城市青少年的消费。有研究表明，中小学生消费油炸快餐食品的频次正在增加，频繁消费油炸食品的学生比例也在提高，说明消费油炸快餐食品正对中小城市儿童青少年的饮食结构产生巨大影响。调查显示，油炸快餐食品受到中小学生青睐的主要原因是其酥、松、脆、嫩的口感，其次为良好的室内装修和整洁的就餐环境，以及规范且干净卫生的食物加工过程，特别是对于肯德基、麦当劳、德克士等大型西式快餐企业而言。调查还显示，各年级学生中初中生的油炸快餐消费率最高，除了有口感方面的原因外，也是因为相关企业良好的宣传和精明的营销策略。根据一份在美国的研究调查显示，其附赠玩具的套餐每年能在美国比没有玩具的多售10亿人份。不过绝大多数中小学生对油炸快餐食品的危害认识是不正确且不全面的。专业人员对澳大利亚主要油炸快餐食品企业所做的食物分析研究发现，一份油炸快餐含有的能量高达4 136～8 158千焦，占一日推荐摄入总能量的36%～52%。据此推算，其能量占我国少年儿童能量摄入标准（RDA）的47%～102%，这样的模式有违均衡膳食的原则。

虽然油炸快餐食品具有方便快捷、营养成分易消化、香酥可口等一系列优点，但是在食物油炸过程中，会产生丙烯酰胺、多环芳烃化合物、杂环胺类化合物和反式脂肪酸等有毒有害物质，对人体健康有巨大危害。对于油炸食品而言，卫生问题首当其冲，有关油炸食品的卫生问题主要有两方面。一是制作者使用的油是否存在卫生问题，很多较为恶劣的摊贩会经常用地沟油来烹饪食品。即使有的商贩使用的是合格的食用油，但是他们为较大程度上节约成本会把油进行反复的加热和使用，导致油脂变黑炸焦，这样会使有害物质和致癌物的含量增加。二是制作者用来炸的原料是否存在卫生问题，很多商贩使用的原材料都已经变质或者接近变质的程度，他们只是用好原料来装点一下门面，目的就是赚取金钱。

然后是油炸食品本身的烹饪方式问题，油炸、烧烤的淀粉类食品中丙烯酰胺含量较高，这种物质早在 1994 年就被国际癌症研究机构（IARC）评定为人类可能的致癌物质，此外，它还存在着影响儿童青少年神经发育的风险。这种成分是结构较为简单的一种小分子有机化合物，较纯的丙烯酰胺是透明的结晶状固体，在水中能够溶解，达到熔点时很容易聚合，同时也可在紫外线照射下聚合。固体状的丙烯酰胺能够在室温下保持稳定，热熔或与氧化剂接触时能够发生非常剧烈的反应。经试验表明，含有较多淀粉的食物当中含有较高的丙烯酰胺，但是含有较高蛋白质的食品中其含量反而相对较少。丙烯酰胺属于中等毒类，能够对皮肤和眼睛产生一定的刺激作用，能够通过消化道、呼吸道、皮肤等被人体消化吸收，且有一部分会长期存储在体内，影响人体的神经系统。对于职业接触人群的医学观察发现，长期摄入小剂量的丙烯酰胺会使人出现幻觉、情绪波动、记忆衰退、震颤、嗜睡等并发症。这类神经末梢病存在一定的潜伏期限，主要取决于剂量的大小，若剂量较大就会发病，若长时间接触较小剂量可能会在数年后发病。

另外，经常吃油炸食品最常出现的问题就在于容易导致身体肥胖，所有的油炸类食品，不论是快餐，还是我们国家传统的油饼、油条，全部都是高脂肪的食物。它们闻着香、吃着爽，可一旦进到肚子，不仅会对人的肠胃产生影响，还能够导致身体肥胖。而且油炸食品营养含量非常低，当食物经过高温油炸以后，食物本身所含有的营养素都会被破坏掉。较高的温度还能够将食物中的脂溶性维生素破坏，例如维生素 E、维生素 A、胡萝卜素等，影响人体对它们的利用吸收。

另外，烧烤也属于易引起肥胖的烹饪方式之一，多项研究表明中学生喜欢吃烧烤类制品，然而烧烤类食物可损伤消化道黏膜，还会影响体质的平衡，容易感染寄生虫，隐藏致癌物质。烧烤类制品减少了蛋白质的利用率，可能影响初中生的视力，导致眼睛近视，诱发胃病，还容易引起热量过剩和营养缺乏。初中生要注意尽量不吃或者少吃烧烤类食物，烧焦的部位不要吃；还要多吃新鲜的蔬菜和水果，或搭配富含膳食纤维的食物一起吃，例如烧烤过后吃香蕉、梨、猕猴桃等富含膳食纤维的水果；尽量少食用烧烤过后食物的表皮，多用锡纸包着食物再烤熟等。

采取不当烹饪方式的食品通常含有较高的热量和脂肪，长期摄取会导致肥胖或者相关疾病，例如高脂血症、冠心病、糖尿病等。虽然偶尔食用一些油炸、烧烤类食品对于身体的危害并不是很大，但是这个过程和吸烟可能诱发肺癌是同样的道理，这是毒素长期积蓄的一个过程，长期食用一定会对健康形成巨大的威胁。因此，初中生在生长发育的关键阶段应该适当地食用此类食品，减少肥胖现象的出现。

（二）零食与饮料

吃东西的原因很多，健康只是其中之一，此外还有文化、习惯、环境与压力等。

中学生在日常饮食之外，还会经常食用零食或饮用含糖饮料进行能量的补充和心情的调节。然而多项研究表明：经常食用零食、喝含糖饮料的中小学生超重肥胖率较高。尤其是全世界饮料消费逐年增加，而含糖饮料正是饮食中添加糖的主要来源，含糖量和脂肪量较高，学生长期大量饮用含糖饮料很可能造成超重或肥胖；而零食一般是高能量食物，热能摄入量过多、脂肪堆积会造成学生超重或肥胖。另外，零食、含糖饮料味道一般都很可口，非常容易刺激中小学生的食欲，增加其进食量，造成超重或肥胖。

目前国内外对零食的定义没有统一的标准，有的将零食定义为提供营养价值低、高热量且内含过多脂肪、糖、钠等营养素的食品；有的将零食定义为正餐外所吃的所有食物；还有的将零食定义为非正餐时间食用的各种少量的食物。随着经济的快速发展和生活水平的提高，在人们购买力增强的同时，青少年零食消费比例和消费频率也不断上升。国外一项调查显示：意大利有85%以上的青少年吃零食；西班牙青少年50%以上每天吃1次及1次以上零食；英国和德国的比例为80%。2003—2006年，美国3～18岁的儿童青少年吃零食比例为98%，平均每天超过3次。国内一项研究显示，在1998—2008年，中国部分城市8～14岁儿童零食消费比例始终在98%以上。由此可见，我国儿童青少年的零食消费率很高。

各国的饮食习惯不同，零食的种类也不尽相同。在欧洲国家最受青少年欢迎的零食有薯片、比萨、蛋糕、饼干、糖果和碳酸饮料，还有一些营养价值相对较高的食品，如牛奶、黑面包和水果。我国的青少年零食经常以水果、膨化食品、油炸食品、饼干、面包、糖果、巧克力及冰激凌为主，也有调查结果显示我国青少年经常吃的零食是糖果、干脆面、辣条类、油炸食品等。随着食品工业的发展，快餐食品、高能量高糖类食品越来越多，零食的消费也成了一个可能引起肥胖的原因。但从目前的研究来看，零食消费和青少年肥胖之间的研究还是没有一致的结果，一些研究表明吃零食的次数过多 BMI 会增加，零食对超重和肥胖有一定的引发作用；但是也有一些研究显示，零食和肥胖之间没有显著相关性，不过零食尤其是高热量零食的摄入还是需要控制在合理范围内。

业已证明，含糖饮料对初中生超重、肥胖的影响显著。含糖饮料主要是由含糖苏打水、玉米糖浆或其他的能量甜味剂和碳酸或非碳酸饮料组成，例如碳酸饮料、能量饮料等。已有研究结果显示，青少年对不同种类的含糖饮品的消费率均高于成人，青少年是含糖饮料消费的主力。学生主要消费的含糖饮料为碳酸饮料，如可乐、雪碧等为主要消费品种。某地调查显示中学生的含糖饮料总平均消费量远高于小学生，且中学生消费量主要集中于碳酸饮料、茶饮料、奶茶和乳酸菌饮料，原因在于中学生相比小学生有支配零花钱和自主行为的能力来消费含糖饮料，这也暴露了青少年对含糖饮料危害认识不足的现状。

国内外多项研究一致发现，碳酸饮料饮用与学生超重、肥胖的发生显著相关，即含糖饮料消费量达到一定数值，会增加学生超重、肥胖的风险，而含糖饮料摄入频次为每周1次及以下者的超重和肥胖检出率低，这说明加强控制含糖饮料的摄入对于降低学生超重肥胖率具有重要的意义。青少年每天每增加1份含糖饮料摄入，可使其 BMI 在1年内增加0.03。且含糖饮料对健康的影响与其他毒物对健康的损害效应形式不同，并未呈现明显的剂量效应关系。随着含糖饮料摄入量的增多，研究对象的血压呈升高趋势，而冠状动脉粥样硬化风险指数却呈"反 U 形"趋势，有调查发现每周摄入 1~3 瓶含糖饮料的青少年的血压、冠状动脉粥样硬化风险指数升高，说明含糖饮料可导致身体血脂异常和增加患心血管疾病、糖尿病的风险。而另一项研究发现，通过对超重和肥胖者对高能量食物、含糖饮料等的认知和食用行为进行干预，中学生的体质会有所改善。实验数据能够证明，减少含糖饮料摄入能够降低学生体重，这也说明可以通过健康教育科普含糖饮料危害，在校园内减少含糖饮料供应、合理指导饮料消费、控制含糖饮料消费总量，形成健康的生活方式，预防和控制学生超重、肥胖，进而促进学生健康成长。因此建议学校拒绝含糖饮料进入教室，学校只提供白开水，学校内食堂、自动售货机或小卖部不售卖含糖饮料。家长也尽量减少给孩子提供含糖饮料的机会。

（三）不健康的饮食习惯

不正确的饮食习惯可加速肥胖的发生和发展，初中阶段是培养正确饮食习惯和营养健康意识的关键，也是容易受到坏习惯影响导致超重和肥胖现象出现的多发时期。研究表明，多数肥胖儿童存在不良饮食行为，大都表现为进食速度快、早餐不规律、常吃夜宵等，这对他们的身体健康造成了负面的影响。

大部分学生由于吃饭时间紧张，加之进食环境拥挤嘈杂，养成了吃饭速度较快的习惯。据调研，初中学生日均正餐就餐总时长仅为 37 分钟。由于中学生进食速度较快，就会导致咀嚼时间过短，使神经处于过度兴奋状态，抑制饱腹感产生，食物产生的信号刺激中枢尚未能得到反馈，机体已摄入过多的食物，导致机体摄入能量多于消耗。而进食速度慢则能够在过多的食物被摄入之前产生饱腹感，从而有效控制食物摄入量。另外进食速度过快会导致食物未得到充分咀嚼，影响口中食物在唾液淀粉酶中的初步消化，长此以往，易因食欲亢进而出现超重或肥胖。对于家长来讲，中小学生吃饭速度过快也不利于家长直观判断其饭量、有意识地控制其食物摄入，从而增加超重、肥胖风险。吃饭速度过快，还易导致消化不良、胃病发生率增加等问题。造成这种现象的原因与青少年课业负担重、生活习惯不规律等有一定的关系。学校可以设立膳食健康教育课程，开展健康知识讲座，定期监测与学生超重和肥胖有关的膳食知识和饮食行为，及时进行干预，并联合家长督促儿童青少年学习膳食知识，提高膳食知识知晓水平，促进其行为方式向健康和有益的方向改变。同时，家长也应教育儿童青少年养成良好的饮食习惯，以适中的速度进食，预防超重和肥胖的发生。

一日之计在于晨，早上是一天中最宝贵的时间，也是最紧张的时间，合理的早餐对开启元气满满的一天尤显重要，特别是对初中学生来说。然而，很多初中学生却由于这样那样的原因放弃了吃早餐，或难以坚持每天吃早餐。调研数据显示，北京市初中学生中虽然大部分能做到每天吃早餐，但仍有 5.5% 的学生仅在周末吃早餐，也有学生从来不吃早餐，实际上这对肥胖发生乃至身体健康都有不小的影响。在中国香港对青少年做的大规模调查中发现，不吃早餐同 BMI 和体脂肪率呈正相关。另据澳大利亚的一项调查显示，不吃早餐的儿童和青少年发生超重和肥胖的风险分别是吃早餐者的 1.39 倍和 1.42 倍。在对于早餐习惯与超重、肥胖关系的相关研究中表明，天天吃早餐更不容易发生超重或肥胖，规律的早餐习惯与较低的肥胖率和健康的饮食习惯显著相关，而不吃早餐的儿童青少年往往有较高的血压、血清总胆固醇、空腹胰岛素和低密度脂蛋白等。除了肥胖以外，不吃早餐或早餐不规律的中学生中，蛋、谷类、豆制品、奶制品、蔬菜、膳食纤维摄入也存在不同程度的不足。也有部分学生由于早餐的缺失，会刻意使用营养补充剂等，还会出现营养品使用不合理、补充剂滥用的问题。

白天学习压力大、任务重的初中学生，常常避免不了在深夜感到饥饿，很多学生反应，晚上做完家庭作业后，会来上一顿夜宵犒劳"辛苦了一天"的自己。但是夜宵并不是一个良好的饮食习惯。常吃夜宵对青少年的害处是显而易见的，初中生吃夜宵容易过度摄入高热量和蛋白质的食物，进而引起消化不良，尤其是对于有胃病的初中生，消极作用更加显著。经常吃夜宵的中学生超重肥胖率较高，因为夜宵会导致胃部得不到休息，影响消化系统，从而导致超重和肥胖。常吃夜宵对胆的影响也是极其严重的，胆汁分泌减少，脂肪就会因难以消化而在体内沉积，身体自然会发胖。因此，初中学生应注意吃好每日三餐，养成正常吃饭的习惯，尽量减轻对夜宵的依赖；同时，家长应适当帮助吃夜宵的孩子养成健康的饮食习惯。

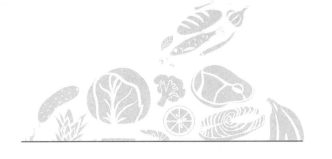

第五章　瘦身新实践——挑战超重和肥胖

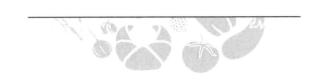

　　减重的方法随着科学与科技的进步层出不穷，但基本上不外乎饮食控制、运动与医疗。本研究主要从饮食入手，讨论瘦身的饮食管理实践。

　　一般人认为，过量饮食是导致体重增加的主要因素，因而提到减肥，人们第一个联想到的词语便是"节食"，控制饮食成了人们对抗体重增加的主要手段之一。节食减肥的方法五花八门，最大的共同点都是希望通过减少食物的摄取达到减重的效果。有的节食方法是通过减少进食的分量；有的是通过摄取较低热量的食物，如不吃主食和油脂较高的食物；有的是控制进餐的餐次和时间，如不吃晚饭或借鉴佛教中的戒律"过午不食"等；有的通过打组合拳来减重，既减少进食分量，同时也减少餐次，并且食用能量较低的食物，如一些明星们晒出的减重法，不仅不吃主食，餐餐以水果蔬菜充饥，而且摄取水果蔬菜的分量相当少，为了避免吃多，极端地以酒杯当菜盘装盛沙拉，而且不使用沙拉酱，避免摄入油脂；甚至有的人为了瘦还尝试"断食"。

一、追随时尚的节食瘦身法

节食减肥的风气在中学校园中十分盛行，节食瘦身法是一种控制人的饮食来达到减肥效果的方法。很多女同学会选择不吃晚饭、一天中多次称体重，模仿社交网络上流行的"锁骨放硬币""反手摸肚脐"等展现身材的视频，追求"白瘦幼"审美。"以瘦为美"的主流审美观正深刻影响青少年群体，应加强初中生心理卫生健康教育，帮助青少年正确看待"美"和"减肥"。

过多地摄入热量是肥胖的根源，通过合理控制热量摄入进行减肥是一种科学有效的方法。但是有的初中生为了控制热量的摄入一天只吃一顿饭，或者不吃主食，更有甚者只靠喝水和吃水果来维持一天的热量所需，这种节食方式对人体危害特别大。不合理的节食虽然能在短期内降低体重，但是也会减少瘦体重。这会导致机体的基础代谢率降低，从长远的角度考虑是不利于减肥的。

初中时期每日消耗的热量分为基础代谢需要的热量、体力活动所需要的热量、食物热效应所需的热量以及生长发育所需要的热量等几个部分。其中基础代谢这部分所需要的热量占总消耗量50％～60％。大量研究表明，长期节食可以导致基础代谢降低40％左右甚至更多。当开始恢复正常饮食后，因为基础代谢的降低，每天所消耗掉的热量减少，多出来热量就会很快地转化成脂肪储存在体内。所以，靠节食或低热量膳食瘦下来的人都会在很短的时间内反弹到原来的体重甚至高于之前的体重水平。

虽然节食减肥是减肥的一种捷径，但是节食减肥需要有很强的专业知识或专人的指导，否则很容易危害自己的身体健康，诱发营养缺失症与厌食症等。初中生处于生长发育的阶段，更加需要有专人的指导。在生长发育的高峰阶段如果因节食造成营养不良很容易给初中生带来不可逆的损伤，影响生长发育。节食减肥虽然具有很好的减肥效果，但是怎样在不影响健康的条件下降低体重还有待进一步的研究。

对于初中生过度追求节食瘦身的现象，伦敦大学心理学博士陈志林说，初中生更容易接受社会的新事物，往往会跟风模仿，甚至觉得这是一种时尚。面对这种情况，家长不要采取责骂甚至体罚的方式，而应让孩子信任的亲友、老师等与之谈心，引导交谈。同时还可以搜集权威新闻报道，让孩子了解其行为的危害。更为严重的话，可去看专业医生，让医生告知危害等，"总之，要让孩子们意识到正在追逐效仿的过度节食瘦身存在的问题或危害性"。

二、轻食主义正在流行

轻食主义是一个来源于欧洲的概念，指的是清淡、热量低的食物及相应的饮食态度。一开始轻食在国外指咖啡馆用来搭配咖啡的小简餐，后来常解释为餐饮店中快速、简单的食物"Snack"。我们现在所说的轻食，更有类似随身餐食和下午茶小点心的意味。

近年来，有关慢生活、低碳环保、有机食物等概念开始成为人们极力标榜的名词，而轻食主义则意味着在日常生活中更加随意，这也成为一种简单的风尚。最主要的一点是轻食的概念范畴很广，只要符合营养均衡、无负担的原则，任何营养食谱都可以归入轻食范畴，如下午茶简餐或不用花太多时间就能吃饱的食物都属于轻食。而"少食多餐""少食多滋味"都属于健康的饮食态度。

轻食由小吃简餐上升到健康饮食的范畴，其实与"少食多餐"这个概念也有一定的关系。果腹、止饥、分量少，这些都是轻食的原始概念。日本早已将水果沙拉、三明治等作为日常健康轻食的菜单，而在同样以建议"小餐"为主的法国，甚至连午餐"Lunch"这个词都变得具有轻食的意味。

中国的轻食概念在近年来也进一步得到深化和延展，由原来的少吃、七分饱、清淡等着重于减肥功能的饮食法则逐渐演变成提倡吃得环保、吃得健康的有益生活态度，更注重低糖、低脂、低盐。

轻食奉行的是低热量原则，提倡少吃，在保证正常膳食结构和一定热量的前提下尽量选择饱腹感强的食物，把热量控制在一定的范围中，这并不等同于节食。轻食主义者会安排每日的食谱，在热量与脂肪的限额下挑选食物配搭，这是合乎科学原理的。西方很多国家的人们一直将热量的摄入视为健康膳食的重点，而人体每天摄入的各种营养元素，除了不可缺少的碳水化合物和维生素，蛋白质亦是重要组成之一，也最能带来饱腹感，所以适当食用肉类不但不是轻食主义者们所禁止的，反而是重要的健康推崇。

如何能吃得少而又让人感到满足，对轻食主义者来说这有些小技巧。先喝汤的办法不错，而放慢进食速度、养成细嚼慢咽的习惯，也是减少食物摄入的方法之一。下午茶很多时候被轻食主义者推崇，点心类的食物摄入分量少，选择品种丰富且有营养的轻食点心，可以有效增加饱腹感，使正餐也能继续保持轻食状态。

轻食主义强调简单、适量、健康和均衡，无论是日常挑选菜单食材还是烹饪方式，或者是个人饮食习惯都有讲究。日常挑选菜单食材时，尽量让每天所摄取的食物种类符合"三低一高"原则，即低糖分、低脂肪、低盐分和高纤维。

菜单中的肉类可以以高蛋白的鱼类为主，配以大量蔬菜、水果，以低热量的食材组成适合个人的口味也符合轻食主义健康理念的菜单。各种有色蔬菜、新鲜菌类、海鲜鱼肉等都是轻食料理中不错的食材选择，其菜式以蒸、炖、煮等烹饪方式为主，避免

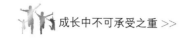

煎炸过程中释放有害物质。

但受到初中生追捧的轻食，真的健康吗？这样的食物搭配，这些看似很健康的轻食，在营养补充方面往往存在缺陷，轻食的营养并不足以满足人一天的需求，甚至吃完连饱腹的感觉都没有。从营养的角度，轻食中的主食和豆制品的量根本不够，蔬菜的量更是不够，中国居民膳食指南要求青少年一天的蔬菜摄入量在300～500克，而轻食里的蔬菜数量远远不够。经常吃轻食，还可能导致油脂摄入不足，溶脂性维生素（维生素 A、维生素 D、维生素 E 等）摄入不足。像胡萝卜，要想摄入胡萝卜素，最好的烹饪方式就是炒，而不是水煮。轻食大多数是很难吃的，所以会搭配各种各样的酱，这些酱里含有大量的热量，却往往被人们忽视，所以有的人才会越吃越胖。初中生人群在选择轻食时，营养摄入量并不能满足其每日身体所需，且轻食口味较单一，因此并不会被长期选择。

三、用零食代替正餐

有人认为，吃零食是一种坏习惯，其实不然。零食可以缓解正餐间的饥饿，避免正餐吃得过饱，补充人们尤其是成长快速、体力消耗较大的儿童青少年三餐摄入量的不足，还能提供一定数量的钙、膳食纤维、维生素 A、维生素 C 等营养素。但如果选择零食不科学或者吃零食的时间不适宜，则可能会导致体重增加、营养不良和影响胃口，严重的还将影响孩子的身体健康。

目前，中国疾病预防控制中心营养与食品安全所和中国营养学会开展了零食专项调查，调查发现，有不少孩子及其家长、老师对吃零食都存在着一些误区。有一些孩子尤其是女孩，甚至为了减肥不吃或少吃正餐，饿了就以零食充饥，其实这是不科学的。

为此，我国在《中国居民膳食指南》和《中国居民平衡膳食宝塔》的基础上，编制了《中国儿童青少年零食消费指南》。在中国儿童青少年零食消费指南学术报告暨媒体知识共享会上，相关营养专家就《中国儿童青少年零食消费指南》进行了解读，指导孩子科学合理地选择零食。

中国疾病预防控制中心营养与食品安全所于冬梅博士介绍说，零食是指非正餐时间食用的各种少量食物和饮料。2002 年中国居民营养与健康状况调查显示，我国儿童青少年零食消费率为 35.1％，其中城市为 55.7％，农村为 29.6％。对我国 3～17 岁的儿童青少年进行零食专项调查发现，我国儿童青少年零食消费呈增加趋势，有数据表明，3～17 岁的儿童青少年零食消费率由 1991 年的 13.2％上升到 2004 年的 19.3％。

初中生吃零食以在家和学校为主，晚上消费较多。不同年龄组的孩子其零食消费量占总食物消费量的百分比都有上升趋势。2004 年 12～15 岁的初中生零食消费量最高，占总食物消费量的 27.4％，并且，71.8％的初中生每天都吃零食。

初中生爱吃零食，但却往往不知道科学、合理地来选择零食。家长、老师以及一些食品企业在孩子零食选择上也都存在一定的误区。

调查发现，新鲜水果是孩子们消费最多的零食之一，在城市，奶类的消费要高于农村。此外，糖果、巧克力、果冻、膨化食品、薯片（条）、方便面也是初中生经常选择的零食。初中生挑选零食一般不看营养，他们主要是觉得零食好吃，或是在渴了、饿了时吃，而且他们在挑选零食时，大多会受到广告的影响，并有从众心理。

初中生认为，带色素的饮料、辣的食物、方便面、糖和巧克力是不健康的零食，一些孩子甚至觉得吃零食后会影响正餐食欲，可即便如此，他们还是要吃。如果家长限制孩子吃零食，他们就偷着在校外自己买，吃完后再回家，并且不告诉家长。还有一些孩子尤其是女孩，往往为了减肥而盲目节食，不吃或少吃正餐，饿时就以零食充饥，长期如此会引起营养不平衡、新陈代谢紊乱、抵抗力下降等问题，影响儿童青少年正常的身心发育。

家长对零食的正确认识十分重要。对于大多数家长而言，他们考虑得更多的是孩子吃零食的时间是否合适，是否影响正餐摄入，以及孩子挑选的零食是否健康。家长们认为，零食有利有弊，有营养的零食吃了对身体有好处，但像膨化食品、方便面这些垃圾食品吃了不利于健康，应该少吃。

作为教育者，老师对孩子的影响是毋庸置疑的。调查发现，不少中学的行政管理者或教职员都认为，吃零食行为不能一概而论好和坏，吃零食如果适量、掌握好度，某些零食还是好的。然而，他们并不赞成学生吃零食，因为怕影响到初中生的正餐，校方也不允许学生在学校吃零食，主要原因是影响环境、不利健康。

于冬梅介绍说，他们在调查中发现，食品企业也是不赞同孩子吃零食的，他们同样担心零食会影响孩子的食欲和正餐摄入，且膨化食品和油炸食品都不利于孩子的健康。然而在生产环节中，食品企业很少在产品上标注健康提示，只有部分食品有营养标签，标示其中所含的能量、蛋白质、脂肪等。为了追求食品的口感和存放时间，大多企业在食品生产时，会加入一些调料，如色素、添加剂等。

零食可以弥补三餐摄入的不足，但不可代替正餐。于冬梅说，零食一方面可能会导致体重增重、营养不良还影响胃口，但另一方面又能缓解正餐间的饥饿，避免正餐吃得过饱。国外研究表明，零食可以补充人们尤其是成长快速、体力消耗较大的孩子三餐摄入的不足，还能提供一定的钙、膳食纤维、维生素 A 等营养素。2007 年中国居民零食专项调查显示，60％以上的 3～17 岁的孩子

膳食中由零食提供的能量占总能量的 7.7%，其中，膳食纤维占
18.2%，维生素 C 占 17.9%，钙占 9.9%，维生素 E 占 9.7%。

因此，食物摄入还是应以正餐为主，零食不可能代替正餐，
但如果有吃零食的需要，应按照《中国儿童青少年零食消费指
南》，合理选择、适时适量、适度消费有益健康的零食。根据零食
类别及是否有利于健康，我国制作了儿童青少年零食指南扇面图。
中国疾病预防控制中心营养与食品安全所主任张兵研究员介绍说，
扇面图分成 10 个部分，分别代表糖果类，肉、海产品、蛋类，谷
类，豆及豆制品类，蔬菜、水果类，奶及奶制品类，坚果类，薯
类，饮料类和冷饮类 10 类零食食物。每一类均概括了零食的营养
价值与特点，每类零食各有三层，以绿色、橙色和红色分别表示
三个推荐级，即可经常食用、适当食用和限制食用。

可经常食用的零食是低脂肪、低盐、低糖的食品或饮料，营
养素含量丰富，如水煮蛋、无糖或低糖的燕麦片等。这些食物既
可提供一定的能量以及膳食纤维、钙、铁、锌等人体必需的营养
素，又避免摄取过量的脂肪、糖和盐分。适当食用的零食其营养
素含量相对丰富，但是却含有一定的脂肪，并添加了糖或盐等。
而营养价值低，主要成分为高脂肪、高盐、高糖的食品或饮料，
缺乏人体需要的其他营养素，都是限制食用的零食。经常食用这
样的零食会增加肥胖、高血压以及其他慢性病的风险。

中国疾病预防控制中心营养与食品安全所副所长翟凤英研究
员介绍说，不同年龄的孩子在选择零食时应有不同的需求，《中国
儿童青少年零食消费指南》分别对 3～5 岁、6～12 岁、13～17 岁
这 3 个不同年龄组的孩子如何选择零食进行了分类指导。

翟凤英说，3～5 岁是学龄前儿童期，是培养良好饮食行为和
生活方式的重要时期。这时候的孩子喜欢模仿家长和老师，家长、
老师应以身作则，教育和引导儿童正确认识食物，帮助儿童建立

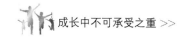

有益健康的饮食行为。

学龄前儿童在定时定量吃三餐两点或三餐一点的基础上，还可以通过选择适当的零食，作为正餐必要的营养补充。选择零食时，家长、老师应结合儿童正餐进食情况，为其合理选择，不要一味满足儿童的口味和喜好，以防止儿童养成乱吃零食、只吃零食、不吃或少吃正餐的习惯。

新鲜、天然的食物含有丰富的营养素，应作为零食的首选食物，如含钙丰富的奶类、含有多种维生素和矿物质的新鲜果蔬类零食和坚果类的食物。应多喝白水，少喝含糖饮料，少吃油炸、过甜、过咸的零食。每次吃零食的量应以吃完零食后不影响规律正餐的食量为准。睡觉前半小时避免吃零食，以免影响肠胃以及牙齿的健康。吃零食前要洗手，吃完零食要漱口。对于3～5岁的儿童，吃零食时要特别注意零食的食用安全，避免豆类、坚果类等零食呛入气管。切忌一边玩耍一边吃，或在孩子哭闹时给予零食。

翟凤英说，6～12岁的儿童体格与智力发育快速，运动能力、自主性、独立性增强，可接受和理解食物与健康的相关知识。由于他们更多时间在学校和家中，所以教师和家长有责任教导和帮助儿童养成正确的饮食习惯。

正餐是青少年营养的主要来源，在正餐有时无法保证其所需的全部营养需求时，可以在两餐之间选择适量零食作为合理膳食的组成部分。家长和老师应利用各种机会教育和指导初中生认识各种零食的营养特点，培养中学生建立正确的饮食观念，选择低脂肪、低盐、低糖的零食。中学生吃零食和正餐之间至少应隔1.5～2小时，每天吃零食一般不超过3次。

13～17岁的孩子一般都是初中和高中的学生，女孩在12岁、男孩在14岁左右即进入生长发育的第二个高峰期，体重、身高增长幅度加大，大脑功能和心理发育进入高峰，身体活动消耗大，学习负担加重，接触社会增多，因此，这个时期的孩子对食物选择和购买的自主性、独立性更强。家长和教师应及时予以监督管理、教育指导，使其掌握营养与健康的相关知识，保持平衡膳食以促进健康。

这个时期的孩子在选择零食时，除了应坚持其他两个年龄段孩子选择零食的原则之外，还特别要避免在休息、聚会聊天、上网、看电视时，不经意间摄入过多零食。翟凤英建议，最好养成有计划食用零食的习惯，预先准备少量或小包装的零食。

第六章 政策新途径——往正确的方向前进

超重和肥胖不仅是个人烦恼，更是社会问题。为满足广大人民对健康社会的追求，推动健康中国建设，国家通过制定食物营养纲要，起草居民膳食指南规范食物营养产业的发展，提供关于健康饮食的建议，引导个人做出一些调整和改变。

当前肥胖症的流行也关涉食物营养转型升级的方向，既是以全民为目标的转型升级，还是关注有"风险"的个人或人群的治理与改善，这主要体现在政府、商业和"消费者"之间责任的微妙平衡，以及"医学化""社会化"的营养政策导向。

在倡导回归到以大众营养为基础的政策方案的公共对话中，肥胖成为这一公共对话的主要议题，远甚于其他与饮食相关的疾病。学术研究和产业内部也在促使医学上提出解决肥胖问题的方案——比如保健食品、营养补充剂或药品。

大众营养的支持者认为，公共政策应该利用税收杠杆，提高含糖饮料等不健康食物的价格；提供良好饮食习惯的培养教育

（以下简称食育），提高孩子们的食物与营养素养，引导其选择健康食物；同时对食物的营销和广告进行控制，以避免消费者受到一边倒的误导，在一系列政策的齐抓共管下，规范食品市场，提高消费者选择健康食物的能力。持中间立场的人则认为，需要重新思考国家、食品产业与消费者之间的权利和责任关系，特别是要重点对待超重和肥胖儿童青少年的社会支持关系，明确是什么造成这个世界越来越"重"的环境。

一、公共政策的回应

世界的发展趋势是胖的。这一点，已经被很多国家和营养健康专家公开承认。英国议会健康委员会曾发起一项对肥胖的研究，根据研究的结果，英国政府医疗官员称肥胖是"健康的定时炸弹，可能会在未来30年内爆炸……除非这一危害人类健康的定时炸弹的雷管被解除，否则给国家医疗保健服务带来的成本和给经济造成的损失将会是灾难性的"。为此，他们敦促食品标准局要对消费者提出警告，避免经常性消费高热量、脂肪和糖的食品可能带来的健康风险。超重和肥胖的盛行无独有偶，在挪威，古老的营养委员会被赋予一项新的使命——研究饮食和身体健康之间的关系；瑞典则建立全球性工作组，其使命是在研究的基础上，出台全国性政策和行动计划，以应对超重和肥胖的增长速度；美国的军医局也对肥胖危机进行了严格的评估。

围绕超重和肥胖的研究指出，促成世界向肥胖发展的原因复杂多样，其争议主要集中在是环境还是基因，是饮食还是活动。针对控制肥胖的策略，鉴于不同国家利益分殊与不同部门地位差别的影响，也没有形成明确的政策选项和干预方案，讨论的聚焦点集中在以下几个方面：以"风险"群体为目标抑或针对全体国民；企业和公共领域之间的关系以及各自的角色；鼓励"真正的"

变化抑或公关式的健康教育；政府是扮演"干预"还是"放手不管"的角色；人民仅是消费者抑或食品公民；对农业和食品业生产与销售不当食品和饮料的态度。

博弈的结果是形成两套针对不同层次的政策体系。一套是个体化政策，内容包括：个人为做出"健康"或"不健康"的选择承担责任；产品品牌和市场方案；健康的食品选择的成本；"特制"食品、补充剂、药品的供给；遗传筛查等。另一套全民性政策则涉及通过教育、培训等提高全民的食物营养素养和选择能力；通过相关公权力管制食品标签标识和广告；进行食品援助计划项目；开展政府政策发展规划研究，并进而改变食品供应链等。

食物营养发展纲要的编制与宣贯，居民膳食指南的起草与颁布，要求进行产品标识，调整食物供给体系，设置确保健康目标实现的行动，给公众提供健康饮食的建议，规定各种食物摄取推荐量目标，或者是建议个人做出一些改变，也是公共健康和营养政策对超重和肥胖等慢性病问题的回应。

一般而言，膳食指南推荐的食品非常多样化；食用含足够淀粉和纤维的食品；避免过多的糖、盐、脂肪（尤其是饱和脂肪）和胆固醇；饮酒适量；定期进行体育锻炼；将体重保持在一个理想的范围之内。由于人们的饮食行为和科学知识在不断发展和变化，膳食指南一经制定出来后，就不可避免会需要定期修订更新。由于膳食指南提出的饮食指导往往需要食物供给端的配合调整，这促使其与食品供应链的实际提供情况联系起来，除非指南能够在食品供应链中执行，否则就只是一纸空文。这样一来，就使得膳食指南与食物营养纲要可能成为被激烈游说的对象，比如膳食指南呼吁全民减少对糖、油、盐的消费，势必触动蔗糖业、油脂业与盐业等相关行业的利益，就不能够为糖业或其主要使用者如软饮料或糖果制造商所接受。

二、食品产业的改变

食品饮料行业对当前超重和肥胖流行的助纣为虐，已是不争的事实。对超重和肥胖关注的迅速扩展，使食品饮料行业难逃其责，越来越多地面临着对所生产的食品和饮料的审查，其广告、标识和营销受到的管制日趋严格，有时候还可能遭遇消费者投诉的威胁。

迫于压力，部分食品生产商开始了产品的营养健康转型。他们把超重和肥胖看作是一个庞大的新市场，旨在针对超重和肥胖群体和那些受肥胖相关疾病折磨的群体，专门开发减重产品。例如，世界最大的食品生产企业雀巢为回应体重管理的市场问题，在生产经营的思路上做出了调整，根据消费者的健康需求，将食品按照成分、安全性、口感等特性组合起来，针对性地推出了"至少包含一种蔬菜"的"放心产品"系列，"低脂肪含量"的"健康产品"系列，以及具有"控制体重和胆固醇"功效的"高端产品"系列，宣称"更好的鉴赏力等于更好的营养""安心的选择等于健康的选择"。同时雀巢承诺对本公司的产品，特别是儿童产品，明确产品标识，向公众公开产品的全部成分。此外，企业将承担社会责任，面向公众进行营养教育计划，与公共健康组织合作，在国家和全球层面致力于减少超重和肥胖。顺应营养健康的转型，做出调整的企业层见叠出，卡夫食品、汉堡王、麦当劳等企业均对自己产品的成分、分量、标签标识和营销广告进行了重新审查，并迅速地将"肥胖风险"写进那些含有高脂高糖的产品标识中，同时努力向高利润的营养产品方面进军。

对肥胖和慢性病风险的积极回应，正在迅速地改变食品产业的产品发展方向与前景。这场顺应时代发展做出的面向健康的转型，无论如何，带来了一些新的认识，同时也启发了公众进一步思考什么是好营养、什么是健康食品。

健康已成为驱动食品市场的主要因素。消费者对食物的关注从吃什么回溯到吃的东西是如何生产出来的全程。但食品产业对健康挑战的回应大多是简单快速的，在食品生产过程中，通过对食品进行营养强化，添加维生素、矿物质、纤维、各种蛋白，或者所谓的特殊营养素，生产具有"健康特性"的产品。这种回应事实上是把健康看作是一种从属性目标，而不是把健康看作是食品的内在特性，或者说整个食品链的内生物。因而健康是被看作是食品的属性之一，而不是整个食品的目标。为满足消费者对健康的需要以及构建有效的公共健康战略，食品业将不得不发展出关于健康的新商业文化。但是，仅仅生产一些新的具有健康特征的产品，无论在市场上多么成功，也只是一种应急或者应景措施，并不能构成公共健康战略，也不会对公共健康有长效的作用。

食品、消费者与健康的关系，并不简单。越是发达的社会，对健康的审视越多元。现代社会对健康、对健康的体形越来越关注，媒体一方面赞美魔鬼身材，另一方面宣扬厌食症的危害。在新时代，食品与健康的精神内核是健康、食品、美之间的稳定三角关系。为了迎合单向度的健康，食品行业推出了一波波的新产品，消费者不需消耗多大精力就可获得无穷无尽的食品选择。在快餐雄踞多年之后，又出现了迅速增长的慢食运动；在食品造假之后，现在自然食品市场开始发展；在诱使消费者尝试世界各国风味之后，现在又开始出现回归地方、区域食品和真正烹饪的反向运动。

三、铸造新的健康饮食文化

当今社会科技突飞猛进，对人们的饮食文化产生了极大的影响，其中最重要的变化之一是每天都要面对来自不同渠道的食品信息的轰炸。家庭虽然仍是消费者最初的食物信息源泉，但同时有许多信息渠道争抢吸引着他们的眼球：食物广告、企业赞助宣传、食育指导、媒体和网络以及同侪群体。全球食品业每年用于食品广告、公关和其他促销活动的花费有上亿美元。在食品领域，特别是功能食品和营养保健品，现在有一个共同的假定，即市场成功需要的不是更多的科学，而是更好的沟通，用消费者的语言"交流"。这种观点实际上是将市场置于健康之上，正是在这个意义上，专家们指出，当前食品行业面临的最大的挑战不在于技术领域，而在于营销领域。在我国，食品行业一直是广告投入排名前三的行业，2021年一季度食品行业广告投入9.84亿元，这些食品大部分是含糖、含脂肪、"有趣"的食品。水果和蔬菜等健康食品在广告生态中则处于被忽略的位置。

食品广告引导的食物消费市场的变化，导致超重、肥胖等食源性疾病日益加重，同时，公共健康的呼吁正被大声传达出来，这将成为重构食品市场未来的因素，让食品业的注意力集中到肥胖问题的真正严重性上，并迫使他们重新评判食品生产和营销活动。减少肥胖意味着减少热量消费，如果超重、肥胖势头要得到减缓，那么食品生产商将不得不看到他们传统产品线的销量下跌，他们将面临经营方向的转变，并且要为之付出高昂的代价。

早在21世纪初期，世界卫生组织就督促各国政府考虑取缔针对儿童的"富含糖分产品"的电视广告。国际肥胖任务小组在2002年9月的"欧洲肥胖问题"报告中，非常清楚地表明对儿童肥胖的关注，呼吁欧盟采取限制措施管制针对年轻人的广告，包括针对学龄前儿童的食品广告，这些广告往往引诱他们消费不恰当的食品和饮料。英国食品标准局在2003年的一项报告中呼吁禁止对儿童播放食品广告，要求在小吃甜食上标明健康方面的警告。

该报告列出"五大"儿童不良食品——甜早餐麦片、软饮料、糖果、小吃和快餐，指出儿童观看的广告数量与他们食用的食品有直接的关系。此外，对不健康食品征税的观点再次得到公开讨论。这一切促使食品生产营销企业转变理念，以转求健康导向的产品和营销活动，从而更符合社会需要。

为了规范食品宣传广告市场，食品标签标识是近年来受到政府鼓励和推行的一种规范食品宣传的方式，它对于让消费者拥有用来作出明确判断和选择的信息，有一定的促进作用。食品标签标识主要体现食品的哪些营养成分和安全性，对于这一议题，政府、学界与食品生产供应企业投入大量的资源，不断举行关于食品标签标识的国家级和国际会议，促成规范的食物标签标识这一有效的健康引导策略。

四、往正确的方向前行

食物消费对健康的影响，并不仅仅只是食物匮乏和食物不足的问题，也是食物营养安全品质、食品供应链扭曲，以及膳食结构不合理的问题。

在传统社会里，饮食和食物的备制是家庭的主要功能之一，女性掌管着一个家庭的饮食予夺大全，母亲或祖母等女性是家庭食物的主要购买与制作者，决定着一家人吃什么、吃多少、怎么吃。随着家庭结构的改变与社会分工的日益分化，特别是食品备制与加工技术的发展，女性的这一传统角色已经受到挑战。烹饪的技术基础已发生了改变，预备和制作食物在家庭中的功能逐渐被边缘化，预加工食品时代的到来将女性从厨房中解放了出来。同时，家庭烹饪技术的边缘化也使得一些年轻人没有机会学习如何烹饪、准备食物，从而丧失了控制自己饮食这一项基本的生活技能，他们将完全依赖其他人或食品业的供给。另外，营养可能成为现代饮食思维的一个核心理念。然而食育的缺位，使人们对食物的品质及其中的营养成分缺乏认知，也就不可能遵循健康专家的教导来规划安排自己的饮食。

这样就会陷入了一种搁置身体健康的食物消费外循环——美食节目、养生栏目的蓬勃发展便是体现。有研究表明，电视烹饪和食品节目的成长似乎与家庭中实际进行的、大众的、主流的和日常的烹饪活动恰恰相反。在富裕社会，实际的烹饪行为现在往往只是偶然的或"业余爱好"，而不是日常必需行为，因而做饭这件事便从生活必备跃升为休闲和娱乐。所以在一些美食节目上，我们能够看到名厨明星们对烹饪的评价，认为它是一项创造性活动，令人愉快和减压；美食寻找和烹饪技法的书籍也雄踞各大书店的畅销榜首。同时从诸如母女越洋视频交流番茄炒蛋的报道，也可看出一些年轻人有兴趣或实际需要去学习烹饪，却缺乏实际的技能。很明显，影响我们饮食的力量是社会的和集体的。

在对北京市中学生食物消费习惯的调研过程中，我们了解到，很多学生都特别喜欢吃巧克力、糖果和甜食，对糖有近乎上瘾的偏好。孩子们认为吃甜点和糖果是一天中最享受的时光。孩子们非常乐意听从食品企业的宣传，并且相信这样明显有一面之词的夸张赞美言论，如"没有糖，我们的大脑就不能正常工作"。我们需要重新思考对食品的宣传表述，尽量避免不健康的引导，以便找到一条改善食物与健康的关系的路径。随着人们对健康食品的认知水平与辨识素养的提高，逐渐开始有意识地限制孩子或控制自己经常食用糖果、巧克力，以及麦当劳、肯德基等速食快餐，减少红油厚酱，就连方便面也开始改变传统的油炸加工工艺。

第七章　健康新观念——转型期的食物选择

　　青少年时期的饮食摄取是健康生活的基础，健康的饮食可以保持匀称的体态，也能够预防超重或者治疗肥胖症。在当代，食物的供给、物流的布局、技术的发展以及企业为了获利而塑造食品形象和意义的努力，共同影响着人们对食物的偏好以及食欲。温度调控技术、冷链和物流技术和冰箱使得食物能够周年生产、周年供应、长时间存储，并且大大延长了供应半径。这些技术一方面增加了人们的食物消费选择，另一方面也不可逆转地改变着人们的食谱口味。

　　如果说学习、工作、生活的社区，以及上学放学时间、上班下班钟点影响着我们的饮食，那么不健康的饮食可能是我们对自己的空间和生活缺乏系统掌控的结果。不健康的食品意味着超重或肥胖，超重或肥胖是选择能力贫乏的结果，因此超重或肥胖是面对大量选择不能控制自己的冲动使然。

　　要想改善食物环境和做出影响最终青少年食物选择的努力应

该利用广泛共享的青少年价值观，而不仅仅是强调营养或健康。因此对抗超重和肥胖的策略在个体层面上的体现就是如何选择食物，以及控制自己的冲动行为。

一、听从食欲的信号

如前所述，要想保持匀称身材，不让自己超重或肥胖，应该控制自己对不健康食物的选择，控制自己多吃的欲望，也即吃得适量、吃得健康。

贪吃本身就是对自己的身体的一种忽视、否定和轻视。人类"饱"的感官在婴儿吸奶时看得最清楚。婴儿只要一吃饱马上就不吸，让喂养的母亲马上放松。一项关于喝奶瓶奶的宝宝的实验结果也显示，小孩子们有能力分辨是否已吸收足够的能量。研究人员用热量成分不同的牛奶喂婴儿，结果发现他们喝的量也跟着改变，热量浓度越高，喝的量就越少。

"人之初"似乎有内在的"食量控制"能力，知道什么时候肚子饱了，但是随着年龄的增长，这种能力好像就消失了，尤其是当他们碰到爱吃的东西时。我们处在现代世界里，任何甜的、油的东西都唾手可得，因而造成了普遍的儿童肥胖症。

是什么原因让某些孩子吃得过量呢？在所有肥胖症当中，受遗传影响的占了5％。换句话说，每20个胖孩子当中，只有1个是先天没有感知吃饱的能力。除此之外，所有的人都能明确感知到吃饱的感觉。

人的食欲会提醒我们吃下去的食物量。但用奶瓶喂食的父母总是不管宝宝会不会太饱，逼他们喝完一整瓶的量。用奶瓶喂养的宝宝，也许就是这样忽略了身体要求停止的信号，因而后来就比较容易变成肥胖儿童。

少吃这件事上，身体会用各种方式告诉我们已经吃够了，只是我们却常常忽略这些信号，仍然继续吃。其实原因有很多，有些是生物性的，一般认为是承袭食物不易获得的早期生理机制，不知不觉吃更多分量的食物；也有心理状态的影响。有很多针对儿童青少年吃饱不再吃的判断能力进行的研究。有些研究指出，孩子们在 3 岁以前会服从身体的食欲指令；而随着年龄的增长，这种重要能力则逐渐丧失。所有的研究均发现，只要是让孩子自己吃，他们就会吃得比较少。也就是说，孩子会自己决定吃多少。

而且，听从身体食欲的信号，不仅能滋养健康的身体，对意志的培养也大有裨益。亚里士多德曾经说："饮食过多或过少都会损害健康，适量的饮食才促成、增进和保持健康。节制、勇敢和其他德行也是一样的。一切都躲避、都惧怕，对一切都不敢坚持，就会成为一个懦夫；什么都不怕，什么都去硬碰，就会变成一个莽夫。同样，对所有快乐都沉溺，什么都不节制，就会成为一个放纵的人；像乡巴佬那样对一切快乐都回避，就会成为一个冷漠的人。所以，节制和勇敢都是为过度和不及所破坏，而为适度所保存。"

二、拒绝大分量餐食

事实上，除了食物的摄取数量和热量之外，还有许多因素决定着我们吃多吃少。例如，吃东西时周围环境的温度、色调、声音都会对我们的食欲产生影响。社会心理促进理论认为，在吃东西时进行交流谈话或是看电视等简单的不需要太多思维活动参与的工作，会不知不觉吃得过多。另外，食物的包装和标签，容器的形状和外观，甚至是食品的命名，这也是饭店和食品产销商大做文章的地方，都会影响我们是否喜欢、愿意花多少钱买、要吃多少。即使对于减肥者，在其面前摆满各式各样的食物也会让其弃械投降。每次吃完大餐后，不管我们的肚子有多胀，还是能吃得下甜点。正是基于对这一现象的研究，产生了"布丁肚"理论。

生物学家认为，为了确保能够吃到多样化的饮食，人们在长期的进化中，发展出了对不同味道的不同食欲。这在食物相对缺乏、食物种类相对较少的时代，对保障人体获得丰富多样的营养，从而维持身体健康具有积极的作用。但是，在食物种类极大丰富、人们轻易可以获得足量食物的现代，有分别的多样性食欲让想节制食欲的人陷入了自我克制的苦恼中。为了测试食物种类对人们食物摄取量的影响，一项研究选取了两组被试，给第一组被试6种口味的糖果，给第二组被试4种口味的糖果，结果发现，第一组比第二组多吃了一倍。因此，虽然吃不同的食物有助于营养均衡，但是每次用餐时还是要注意摄取量。

而且，有证据显示，上一餐吃的多并不意味着下一餐就会少吃，因而遇到自己喜欢的食物就暴饮暴食，试图匀给下一顿的想法，是不可取的，这顿吃得过多，并不必然导致下顿少吃一些。美国著名心理学家温席克在2005年曾设计实验研究了"大分量"的效果。给看电影的人随机赠送中杯（120克）或大杯（240克）爆米花，试验的结果显示，拿大杯爆米花的人比吃中杯的多吃了45%，而且食物的新鲜程度对这一结论的方向没有影响，只是稍微影响到结论的程度，即，就算拿到的是不新鲜的爆米花，大杯的也比中杯的多吃了30%。对看电视吃甜食和宴会上吃自助式点心的相关试验，也显示出类似的结果。温席克对此的解释是：人们会有种要把所有食物吃完的下意识。

饮食过量的下意识，可能与小时候被强制要求吃光碗里的食物的养育习惯有关，也或许是珍惜食物不喜欢浪费的本能使然。为了验证这种心理反射，温席克做了一个喝番茄汤的实验，实验设计是这样的：请一组大学生作为心理实验的被试，在餐桌上摆四碗汤，其中两个碗的底部暗藏玄机，可以在不被发现的情况下慢慢添加汤，但被试对此玄机并不知情。然后告诉被试，他们的任务是试喝一种新口味的番茄汤，喝多少都没关系。结果是，试喝碗底有玄机的汤的被试多喝了 73% 的汤量，但是他们并不觉得比别人喝得多，也没有表示他们喝饱了。

看到碗里还有食物，人们就会继续吃下去。那么，如果看到自己吃下去很多东西的时候，能否抑制食欲呢？答案是肯定的。当我们看到自己吃剩下的骨头越来越多，或者花生壳越积越高，丢弃的糖果纸越来越厚时，人们就开始有意识地减少进食。

因此对食欲控制力较弱的人，总是会吃超出满足食欲以外的量。所以要注意听从生理信号，而不必按照习惯把碗里的东西都吃光。正餐的分量是习惯养成的，人们虽然越吃越多，但感觉一样饱，随着正餐分量的增加，儿童青少年也会逐渐适应吸收超出身体所需的热量。因而应避免经常光顾自助餐厅或者小吃店，给儿童青少年食物时，要注意少量多次，告诉他们先把眼前的东西吃完，如果还饿的话再添，添加食物的前后两次之间要稍有间隔，这样吃饱的孩子就不会因为其他原因而坚持要吃第二波。同时在吃东西时最好留下痕迹，不要马上把吃剩的厨余丢掉，或者记录下每天吃过的东西。另外，因为拿到的分量也会影响我们吃的多寡，因而即使是超值选择，也要拒绝加量。

三、食不看电视不游戏

在所有导致超重和肥胖的成因中，看电视被认为是最重要的原因之一。国内有大量关于青少年不良行为的研究指出，吃饭看电视、玩游戏是不好的习惯。英国一名医师 Russell Viner 在 2005 年发表了一篇研究报告，内容是通过追踪 11 000 名 1970 年出生的人，统计他们看电视与体重的情况。研究发现，小时候每天多看 1 小时电视，长大患肥胖症的风险增加 7%。

虽然看电视、玩游戏与儿童青少年罹患超重或肥胖症的关系还未被证实，但是，我们还是有充足的理由相信，看电视、玩游戏对于儿童青少年超重、肥胖有一定的影响。首先，看电视、玩游戏容易养成久坐不动的习惯。因此可以证明看电视、玩游戏的时间和运动量的多少关系显著。有研究通过计步器测量居民每天的步行数，指出每看一小时电视人们的步行数就减少144步。看电视、玩游戏可能导致超重、肥胖的第二个理由是电视中的食物广告，特别是儿童节目的广告时间里总是出现大量的零食、加工食品或是速食店广告，诱导孩子食用。目前已有关于禁止电视台播放以儿童为对象的食品广告、禁止向儿童推销垃圾食物的提议；另外国家也出台了一些相关管理办法，禁止企业播放"含大量油、糖、盐"的食品与饮料广告。第三个理由是看电视、玩游戏会使人分心，忽略身体发出的"吃饱了"的信号，而且还会对进食产生社会促进作用——坐在电视机和游戏机前吃饭，很容易让儿童青少年忘记吃了多少、吃饱了没，而且会比不开电视时吃得更多。看电视时，从头到尾不停吃零食就是佐证。

一项针对儿童青少年看电视对食物消费分量的影响的研究，通过同一对象看不看电视吃比萨分量的比较指出：开着电视吃饭，吃的比萨比不看电视吃的比萨多三分之一，热量大约为940千焦。就单次来看，940千焦的热量也许不是一个很大的差别，但是，当看电视成为习惯，日积月累，多吃的分量和吸收的热量就相当可观了。

静止不动地看电视，会让人吃更多东西。而且看电视时吃的零食大多都高油脂、高盐与过甜。你也许会说，如果孩子看电视或玩电脑时要吃东西，就给他们原味爆米花、蔬菜棒或是切好的水果，这样就会让他们吃下平时不喜欢的健康的食物。殊不知，餐桌是亲子间的战场，家长无论如何费尽心思地玩心理战术，教

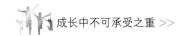

导孩子食物多样化的好吃，孩子还是很少能做到每天至少吃 5 种谷薯类食物、4 种以上蔬菜的建议种类。

四、如何让孩子吃健康零食

调查显示，北京市初中学生每天吃 2～3 次零食，这些零食是他们每日摄取总热量的 25％。他们喜欢巧克力、甜食、薯片以及大人们限制的糖果与饮料。而且大人越是提醒少吃什么，越是限制多吃什么，孩子们就越是爱吃什么。

的确如此，任何东西只要稍加限制，立即就会引起注意，反而变得更加特别。有研究表明，给孩子每天玩 20 分钟游戏，这些孩子玩游戏的投入程度要比随时都可以被允许玩游戏的孩子精力集中得多。食物也是如此，当特定食物被限制的时候，会被认为是神秘的、珍贵的而变得更有吸引力。

一项关于禁止对孩子零食选择的影响的试验，把两种只有形状不同的饼干分别放在两个罐子中，对于小熊饼干，孩子们随时可以拿来吃，而对于小猫饼干，一天只放出来 5 分钟可以让孩子们取食。相同的规定重复两周后，把两种饼干都敞开了给孩子们吃，结果发现孩子们取食小猫饼干的更多。

在与孩子的父母访谈时，也得到同样的结论：父母越是限制孩子吃不健康的零食，孩子超重、肥胖的机会就越大。当然，父母也是因为孩子超重或肥胖，才限制其吃不健康零食的，但无论谁先谁后，这样做只能是个恶性循环。

这就是心理学上的"禁果效应"，是由于单方面的禁止和掩饰而造成的逆反现象。"禁果效应"跟两种心理有关。一种是好奇心理，一种是逆反心理，两者都是人类的天性，人们倾向于对自己不了解的事物产生好奇，而逆反则基于人们挣脱束缚、追求自由的天性。因为面对"被禁"的事物，人们首先会产生好奇：这种事物为什么"被禁"？它是否真的会对我们产生危害？如果这种好奇得不到解决，人们就会倾向于逆反，也就是亲自尝一尝"禁果"。

另外，"禁止"会使很多从前并不知晓"被禁"事物的人，得以知道某些"禁果"的存在。结果是：没有发布禁令之前，并没有很多人去关注的某一事物，在成为"禁果"后，却引来大量关注，而且人们纷纷倾向于品尝"禁果"，造成了与"禁止"的初衷相悖的结果。这也就是"禁果格外甜"的道理。这的确令家长很为难。把不健康的零食藏起来会让小孩子更馋，那该怎么办呢？完全不管的话，他们也不会少吃了。不过，可以试试用"禁果效应"把孩子的注意力引导到健康事物上去，激发孩子想吃健康零食的欲望。

五、训练味觉鼓励多样化饮食

孩子们对食物的喜好，很多时候是非常感性、颜值与味觉至上的，味觉、视觉和嗅觉简直就是他们嘴巴的守门员。味觉主导人们把什么样的食物放进嘴里的选择与喜好，也是生物进化适应的本能，一般地，尝起来有甜味的东西通常是无害的能量来源，而苦的东西则很可能有毒。一些蔬菜刚好带有一些苦涩的味道，刺激到人类的苦味蕾，让人们敬而远之。因而，大部分孩子都有或者有过不喜欢吃蔬菜的经历。

人出生时平均有 1 万个味蕾，大多数的味蕾分布在舌头上，少部分在口腔的其他部位。随着年龄的增长，有些味蕾逐渐钝化，到了 80 岁，剩下起作用的便不足 3 000 个了。味蕾可分辨甜、咸、酸、苦、鲜等不同的味道，"鲜"这个味道，是指在可口的食物，如香菇、加工奶酪、培根，以及中国菜常用的味精中，存在的谷氨酸盐的天然味道。作为味精的谷氨酸，最早是日本的生物学家从海带中提取出来的。一般人认为有专门分辨甜味、酸味的味蕾，

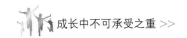

事实上，每个味蕾都可以吃出各种口味。

引起儿童青少年饮食偏好的除了本能的味蕾识别功能之外，还有许多其他因素，最关键的影响是来自家庭的饮食习惯，这在某种意义上可以解释，为什么不同地区的孩子对食物的喜好会有不同，如湖南的孩子长大后比较能吃辣味的食物，而山西人对酸味则比较适应或不排斥。儿童早期熟悉的味道，也影响他们日后的食物选择偏好。国外学者曾经做过这方面的研究，测试出生不久的孩子对某种特定气味食物的反应，如若母亲习惯吃某种食物，则孩子对这种食物一般不会排斥，甚至有似曾相识的反应。而且儿童在生命早期接触的味道，对其之后的饮食偏好也有很大的影响，一些奶粉与婴幼儿食品厂商正是根据这一原理，抓住关键时期推销自己的产品，以便孩子养成对他们产品的生理忠诚。

所以，父母可以趁孩子还小的时候多给他们吃各种味道的食物进行刺激，训练他们味蕾的适应性，养成孩子们品尝新味道和新食物的能力。另外，在学校跟不同习惯的同学共进午餐，也是训练味蕾、丰富食物与口味的好机会。

六、引导尝新吃健康食物

然而培养儿童青少年健康的饮食习惯并非易事。不少孩子对食物怀有一种莫名的恐惧感，尤其是没吃过的东西，这对他们是很大的挑战，这在心理学上被称为恐新症（neophobia）。事实上，所有孩子都或多或少有恐新的心理。

儿童青少年对新食物的接受程度，会受到父母家人、同侪群体的影响，当周围的人都喜欢吃某种食物时，他们对该种食物的喜好会逐渐增加。周围人津津有味地吃健康食品对引导孩子这样做有很好的示范效果。同侪群体的行为最有感染力，儿童青少年的一些习惯通常是跟朋友学来的，而且模仿的速度很快。家长可以利用这个机制引导孩子向有好习惯的同学和兄弟姊妹学习。

　　小孩挑食的确让父母头疼，但不要放弃希望。另一个被证实有效的引导儿童青少年尝试新食物的策略是温水煮青蛙，慢慢来。如果想让孩子吃蔬菜，可以先让他们闻一闻、认识一下，告诉他们蔬菜的营养特征，对人体健康的好处，甚至蔬菜的成长过程、来历等。孩子们在没有压力的情况下会对蔬菜的味道产生好奇心，如果他们又看到家长或者同侪群体开心地吃蔬菜，自己吃蔬菜的兴趣就会增强。研究显示，要孩子接受蔬菜这类食品，得先有 8 次以上的接触才可能成功。一开始少吃点儿，隔几天后再给他们吃，虽然有点麻烦，但长此以往，效果会逐渐显现。

七、活力早餐让大脑更强壮

　　营养学家认为早餐对一天来说很重要。睡觉时，大脑的能量消耗高达三分之二，因此在经历了一夜睡眠后，大脑亟须能量补给。

　　大脑需要的能量补给是葡萄糖。虽然葡萄糖是全身细胞都会用到的主要能量，但是脑细胞跟其他细胞不同，只用葡萄糖，无法依靠其他形式的能量。因而人在吃下含碳水化合物的谷薯类食物后，身体就开始启动，把碳水化合物分解成葡萄糖，葡萄糖渗透到血液中，再被送到身体各部位。血液中的糖分不会在饭后马上降低，而是全天维持在一定的浓度范围。要做到这点，有赖于血液中的胰岛素调节。

　　胰岛素会促使细胞将血糖转化为一种名为糖原的化学物质储存起来备用。当血液中的糖分开始升高时，身体会自动把多余的糖分储存在肝和肌肉中。当血糖浓度降到正常水平时，体内便停止制造胰岛素。吃完甜食后再过一段时间，血液中的糖分降得过低时，带有糖原的细胞又会开始释放葡萄糖来补充，因此很快又回到正常值。所以身体不是在以糖原的形式储存葡萄糖，就是通过肌肉和肝中的糖原来补充葡萄糖，这个收放过程能确保我们血液中葡萄糖的浓度保持稳定。

由于不同的碳水化合物分解成葡萄糖的速度不同，因而早餐的食物选择就非常重要。糖是简单的碳水化合物，可以很快被分解。淀粉和其他复杂的碳水化合物分解得比较慢，血液要等好几个小时才能接收到葡萄糖，这表示要用的胰岛素不必太多，身体也不需要做储存和释放的动作。营养学上将食物提供葡萄糖快慢速度的这种特征定义为"升糖指数"（glycaemic index），简称为GI，可以迅速提供葡萄糖的食物被称为高 GI 食物。糖可以迅速提供葡萄糖，有较高的 GI，而像淀粉这类复杂的碳水化合物，释放葡萄糖的速度就稍慢一点，GI 较低。

那么，不同 GI 值的食物对孩子在早餐和午餐之间的关键期是否有不同的影响呢？慢慢释放葡萄糖的低 GI 食物比较好，还是餐后马上释出大量葡萄糖、一次提供足够能量给身体和脑部的高 GI食物比较好？

试验研究显示，在记忆力方面，吃高 GI 食物的孩子表现稍佳，但在注意力与耐力方面，吃高 GI 食物的孩子成绩明显不如比吃中 GI 与低 GI 食物的孩子。

虽然早餐不管吃什么都比不吃要好，但是吃低 GI 食物似乎更好。因此，建议儿童青少年早餐吃低 GI 食物和中 GI 的食物。而且，也有实证显示，吃高 GI 食物会诱发肥胖症，因为血液中一下子充满大量的葡萄糖，身体就会尽快储存起来。只是，高 GI 食物通常比较甜，油脂比较高，属于受一般儿童青少年欢迎的食物。

根据自填问卷数据显示，北京市初中学生中，有 80％的人能做到每天吃早餐，早餐以谷类与奶类为主，这两种食物消费量占60％以上。肉、蛋、奶等动物性食物占比 42.8％，其中奶类是主要担当，占动物性食品的 70％ 以上。因而对于儿童青少年，一方面要创造条件，让孩子们尽量能每天吃上早餐，另一方面要引导孩子们多吃低 GI 食物。

八、望梅止渴解甜食负担

城市里的学龄儿童青少年，一般遵循早八晚五的作息时间。可老师们总是反映，孩子们一到下午就精神萎靡、瞌睡打盹。

传统学界认为，身体疲劳是指肌肉把能量用完，或氧气来不及提供肌肉使用时出现的现象。肌肉没有氧还是可以做功的，但会在体内制造并累积一种酸性物质，让肌肉感到乏力。

事实上，近年来的科学研究开始认为，疲劳是来自脑部，或是从脑袋里产生的，并创立了"中央管理"（central governor）。这项理论认为，大脑会搜集运动量、体温、肌肉功能效率等所有相关信息，再决定是不是应该释放出疲累感。根据对长跑运动员的研究显示，十公里赛跑的头一公里比五公里赛跑的头一公里还要轻松，这只能用大脑介入来进行解释。

大家或许都有这样的经验，身体疲劳时，来块巧克力或糖果，精神马上就恢复了。只要甜食一入口，哈欠连天的孩子马上就活力过来了，似乎大脑知道补给马上就要到，速度比糖进入身体细胞组织的时间还快。这表明：甜食只要一出现，就可达到振奋精神的功效，甚至不必吃下肚。有好几项试验支持这一结论，运动员喝了加糖饮料后表现会变好，但等量糖分直接注射到血管后却没有用。这说明，在糖分被吸收进血液之前，嘴巴就送出"身体已获得能量补充"的信号给大脑了。而且，更进一步，给运动员加糖或无糖饮料，饮料只能含在嘴里五秒钟后再吐出来，不能喝下去。这样身体几乎不会吸收到糖分，所以理论上不会增加体能。但是，尝到加糖饮料那组的表现却大有进步。由此，研究者认为，口腔内的感觉细胞可以探测到糖分的存在，从而传递给大脑，让大脑去调整疲累感的程度。

这样看来，在你知道体能即将下降的前一刻，吃一点糖会让你超越极限。而且，只要有糖的存在，即使没有消化吸收也会产生功效，这种画饼充饥的条件反射，可以帮助我们利用甜食对精神状态的刺激，而控制其对身体造成的负担。

图书在版编目（CIP）数据

成长中不可承受之重 / 王秀丽著. —北京：中国
农业出版社，2022.4
（膳食模式研究丛书）
ISBN 978-7-109-29218-5

Ⅰ.①成… Ⅱ.①王… Ⅲ.①青少年－肥胖病－调查
研究－中国 Ⅳ.①R589.2

中国版本图书馆 CIP 数据核字（2022）第 040828 号

中国农业出版社出版

地址：北京市朝阳区麦子店街 18 号楼
邮编：100125
责任编辑：郑　君　　文字编辑：陈思羽
版式设计：杨　婧　　责任校对：沙凯霖
印刷：北京中兴印刷有限公司
版次：2022 年 4 月第 1 版
印次：2022 年 4 月北京第 1 次印刷
发行：新华书店北京发行所
开本：700mm×1000mm　1/16
印张：5.75
字数：70 千字
定价：59.00 元

版权所有·侵权必究

凡购买本社图书，如有印装质量问题，我社负责调换。

服务电话：010-59195115　010-59194918